夢

北浜邦夫

新曜社

はじめに

　眠っている間に見えるもの、目を閉じていても見えるもの、それが『夢』です。人類が始まって以来、多くの人々が自分の自由にならないこの不思議な現象に関心をもってきました。私たちの祖先にとって、夢は神霊と交信できる神聖な時間でもあり、悪夢にうなされる恐怖の時間でもあったのです。恋人に会えるうれしい時間でもありました。それが最近科学によって、夢が眠っている間の脳のはたらきの反映であることがわかってきました。

　本書は『夢』を『現実』に引き出すつもりはありません。美しいもの、ロマンチックなものを科学のメスでベールを引き剥がして、味も素っ気もないものにしたいわけではありません。「美しい星空を眺めてロマンチックになる」のと「宇宙の神秘を探るワクワクの好奇心」とが同時に存在すると思ってください。

　今までは、覚醒と睡眠は、精神活動があるかないか、1か0かの対立したものとしてとらえられてきましたが、本書では、覚醒と睡眠の間は 1, 0.8, 0.6 … のように、意識水準が連続的に変化することを説明してみたいと思います。

　なお、脳科学に親しみをもっていただくために、詩や小説や絵画からの引用もかなり入れ、私の自家製イラストもたくさん入れました。私はここ2016年まで最近6年間、英文論文を毎日1本読むことを日課にしてきました。ですから本書の内容は、365 × 6 = 2,190本読んだ結果と、私が40年間に得た実験結果とを一緒にまと

i

めたものです。「夢」がバレリーナのように踊っている表紙の題字は、パリ書道会の安本年子さんによるものです。また、協力していただいたり、文中に引用した研究者のみなさんの所属は研究発表当時のものです。

もくじ

はじめに i

I 眠りと意識 1

1 『夢のまた夢』3

2 どうして眠っていることがわかるのか 11

3 眠り始めの夢 —— 入眠時心像（入眠時幻覚 or 半睡時幻覚）23

4 眠っているときの意識 41

5 夢遊病 59

II 夢変化 69

6 夢はまぼろし 71

7 目を閉じていても、ものが見える 83

8 色つきの夢 —— 文字が読めない 99

9 聞こえる夢・音楽 113

10 嗅いだり、食べたり、珍しい夢 129

11 触る、痛い、歩く、走る 145

12 空を飛ぶ —— 身体から魂がぬけていく 153

あとがき 165

参考文献 169

図版出典一覧 170

休憩室

眠る・寝る・目覚める 9

脳の基礎知識 16

「悟り」と目覚め 38

睡眠中の学習 57

寝言 68

夢という文字 81

こびとの出てくる夢 96

シュルレアリズム 110

明晰夢と音刺激 128

知覚の言語への置き換え 143

脳イメージング画像や脳波を分析すると夢の内容がわかる 151

夢に見ゆ 163

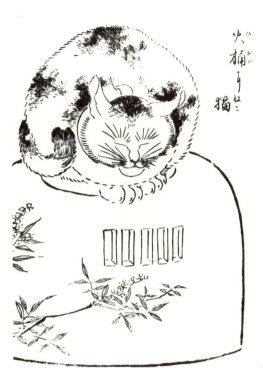

江戸時代の浮世絵師橘守国の『火桶に猫』。

I 眠りと意識

1 『夢のまた夢』

　春が来て夏、秋、冬、そして春と、季節は巡っていきます。「陽は昇り、日は沈む」、一日もまた巡っていて、私たちは「眠って、起きて、眠って、起きて、眠って、起きて」を毎日繰り返しています。お隣りの国では「陰陽」が思想の根底になっていて、陰と陽が交代にやってきます。日本では天照大神(あまてらすおおみかみ)が太陽、月ヨミの命(みこと)が月の神です。

　ギリシャ神話ではアポロンが太陽、アルテミスが月の神で、ヒプノスという神さまが眠りを司っています。ヒプノスは死の神タナトスと双子の神ですから、ギリシャの人々にとって、じっとしていて動かず、魂がどこかに飛んでいっている状態の「眠りと死」は、お互いに似たもの同士だったのです。タナトスはユータナジー（安楽死）の語源になっていますし、ヒプノスは睡眠に関する学問ヒプノロジーの語源で、催眠をヒプノシス、睡眠薬をヒプノティクスなどと言っています。断眠後に抽出された睡眠毒素ヒプノトキシンも、この神にあやかってつけられた名前です。

　ヒプノスはキンメリアの洞窟に住んでいて、岩

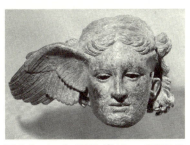

図1-1　ヒプノスはギリシャの眠りの神。ヒュプノスとも呼ばれる。羽根が生えていてどこへでも飛んでいける。母は夜の女神ニュクス。（大英博物館蔵）

の底からレテ川（忘れ川）が流れ出しています。そのささやきを聞くと、誰でも眠くなってしまいます。洞窟の近くには多くのケシの花や薬草が生えていて、これらの液汁を地上が暗くなったときに夜の女神が振りまくと、人々は眠りにつきます。

一方、モルフェウスは夢の神で、モルヒネなどの語源になっています。それぞれの人の姿を真似ること、たとえば、歩きぶり、容貌、話の仕方を似せることにかけては並ぶ者がない達人で、着物や物腰まで生き写しにあらわすことができたと言うことです。

なぜ眠るのか

ところで、「なぜ生きるのか」という問題に対して、哲学する人間としては高尚な理想があるでしょうが、生物としての人類の生きる究極の目的は個体の維持と種の維持です。これは自己のDNAをある一定の期間肉体のなかに保存し、賞味期限の切れる前に相手を見つけて、同じような肉体を増殖させることでさらにDNAを複製させ、世代交代することです。「生きて、殖やす」、そのために食べたり飲んだり、セックスしたりしています。人類ではこれが数十万年続いて、眠ったり起きたりを繰り返してきたのです。生物全般を考えるなら、単細胞生物から始まって35億年間続いてきました。その間、休んだり活動したりしてきたわけです。

では「なぜ眠るのか」とか「眠らなくてはいけないのだろうか」と考えたことはありませんか？　眠らなければ、いろいろ仕事がはかどってよいだろう、と思っても、人間はコンピュータではありません。眠らなければ、どうしても眠くなります。どんなに美味しそうなご馳走が目の前に出されても、どんなに素敵な王子さまや、どんなに魅力のある女性が目の前にいても、「それだけは勘弁してください」と言って、早々と寝入ってしまうでしょう。「眠り」は食

欲、性欲以上に必要な欲望なのです。それは呼吸と同じです。

呼吸は数分間止めておくことができます。でも、それ以上になると苦しい。眠りも自分の意志で数日とらなくても何とかなりますが、それ以上になるとやはり苦しい。「息をしないとどうなるか」という馬鹿馬鹿しい質問に対しては、「息をしないと苦しくなって、息をすれば楽になるじゃないか」という答えが出てきます。息を止めていると、血液中の二酸化炭素が増加して、頸動脈などにあるセンサーや延髄の呼吸中枢を刺激するので、息を吸ったり吐いたりして、呼吸が維持されるのです。

「眠らないとどうなるか」という質問に対しては、「眠らないでいると頭がボーッとする、考えがまとまらない、居眠りする、そして眠ると頭がすっきりする」という答えが出てきます。つまり、眠らないと、脳細胞がくたびれるのです。ですから、眠っている間に、脳の細胞がお休みをし、その間に、栄養の補給がされたり、日中たまった不要なものが排泄されたり、いたんだり、傷ついた部分が修復されるのです。だから眠ったあとは頭がすっきりするのです。大切なことは、脳が疲労するから眠るのではなく、疲労する前に積極的に眠ることなのです。「そんなことなら誰でも知っているじゃないか」「ひもじくなる前に食べるのと同じではないか」なのでしょうが、「どのように」というメカニズムについては、ほんの最近研究が進んできたばかりなのです。

夢さまざま

そして、眠っている間に人は夢をみます。『夢』というと、夜眠っているときにみる夢と、はかないことのたとえ、あるいは反対にアメリカン・ドリームのような将来の希望、などと考えられます。たとえば、日本で夢というと、有名なところでは、まず織田信長の

「下天のうちをくらぶればゆめまぼろしの如くなり」、豊臣秀吉の「露と落ち露と消えにし我が身かな浪速のことは夢のまた夢」が思い浮かびます。人生のはかなさや短さを実際の夢にたとえたものでしょう。徳川家康の場合、「嬉しやと再びさめて一眠り、浮き世の夢は暁の空」、なにしろ天下を取ってしまったのですから、嬉しかったのでしょうが、眠っている間に中風で死ぬかも知れないのが、生きて目覚められたから嬉しいという説もあります。

後世の、松尾芭蕉の句「旅に病んで夢は枯れ野をかけめぐる」は、専門家の解釈では「旅の途中で病気となり、みる夢は枯れ野をかけめぐるばかり」なのですが、実際の夢だけではなく、さらに、はかなさに加えて、かなえられぬ希望、とすべてが含まれているように私には思えます。

毎晩夢をみる人、夢などほとんどみない人、「ときどきは夢をみる」と言う人、いろいろな人がいます。「夢をみない」という人も実験室で調べてみると、みていることがわかりました。そういう人は夢に興味がないか、目覚めてすぐに忘れてしまっているのです。「夢は面白いし、意味もある」と言う人もいますし、「あんなものはくだらない」と言う人もいます。なかには、日頃かなえられないことを、夢でだけ、かなえてもらっている人も …。このように『夢』の評価や存在価値は、人によってさまざまです。

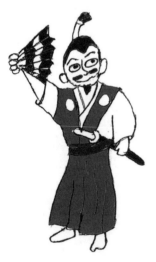

図1-2 織田信長のうたい踊る「人生五十年、下天のうちをくらぶれば、夢幻のごとくなり」は幸若舞「敦盛」の一節。

1 『夢のまた夢』

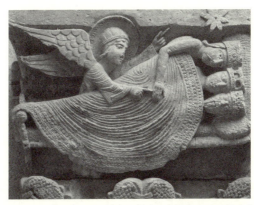

図1-3 フランス・ブルゴーニュ地方の教会にある東方の三博士と天使の像。

西洋では夢告が聖書に数多く出てくるように、夢は神さまのお告げをいただくような、人間から超越した世界と交信する貴重な時間でした。なぜ、自分の脳のなかに神や他人の声が聞こえてくるのかも不思議なことです。これは自分の声なのか、自分の考えなのか？

不思議が不思議でない夢

ところで、目覚めているときには考えもしないようなことを、夢では何の不思議な気持ちも起こさずに、実行しています。風景に色がついていなかったり、神さまからのお告げがあったり、わくわくする冒険があったり、あるいは良心にそむくようなことを平気でしてしまったり …。怖いものに追いかけられて、身体が動けなくなって、やっとの思いではいずって逃げると今度は崖から落ちてしまいます。でもそんなときに、ふわっと空に浮いて助かることがあります。つじつまのあわないことを平気でしているし、話したりもしています。

このようなことがなぜ起きるのだろうか、と人類が誕生した昔か

ら考えられてきました。神さまや霊がそうしているのだ、と説明するのがいちばん楽な方法なのですが、これではここですべてが完結してしまい、先に進めません。進めるようになったのはほんの60年ほど前のことです。アメリカでは、眠っている間に眼球がすばやく動いている状態が発見され、この状態で起こしてみると夢をみていることがわかりました。すばやく（Rapid）眼球（Eye）が動く（Movement）睡眠なので頭文字REMをとってレム睡眠と呼ばれています。同じ頃、フランスでは、そういった状態では、夢のなかで飛んだり跳ねたりしても、実際には身体の力が抜けていて動けなくなっていることも明らかになりました。それ以来、夢の研究は急速に進んで、いろいろなことがわかってきたのです。

　脳にはいろいろな神経細胞や回路があります。重要なのは、これらが単独にはたらいても、全体としてうまく機能するわけではない

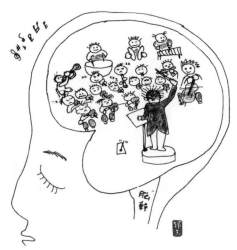

図 1-4　脳の活動はオーケストラのようで、各セクションが統一を保ってはたらかないと、きちんとした演奏はできない。

ことです。お互いが協調しあってこそ、はじめてうまくいくのです。夢とは脳全体がうまくはたらかなくなったときのものの見え方、とらえ方なのです。たとえるならば、オーケストラの楽員の1人でも2人でも居眠りをしてしまえば、演奏は完全ではなく、どこかおかしなものになります。反対に、楽譜に書いてないようなメロディをトランペットが勝手に吹いてしまったら、演奏はめちゃくちゃになってしまいます。本書では、目覚めているときと夢をみているときの脳のはたらきを比べてみて、どのように同じで、どのように違うのかを比較して、夢の不思議について、解説を試みてみました。

休憩室

眠る・寝る・目覚める

　睡眠とか覚醒という言葉を日常何気なく使っていますが、もともとどんな意味があったのだろうかと、いろいろな辞書で漢字を調べてみました。図1-5（次ページ）の筆で書かれたのは篆書で、左下の2語は甲骨文字です。

　睡眠ですが、『睡』の右は「垂れる」で文字どおり、瞼が垂れてきて眠くなることで、本当に眠そうです。昏睡状態は「正体無く眠る」から転じて「意識を失ってさめない状態」という医学用語になっています。『眠』の右の民は「暗い」「冥い」「昏い」を音であらわしたもので、目をつぶって眠る、という意味だそうです。『眠』の篆書は字典ではみつかりませんでしたので、清の鄧石如の篆書千字文から引用しました。

　これに対する言葉は「覚める」「醒める」で『覚醒』。『覚』の本字は『覺』で、𦥯（まなぶ）の下に見（てわかる）とあるので、「おぼえる」とか「さとる」、『醒』は「酒の酔いからさめる」という意

味になっています。『夢醒』や『醒然』は夢からさめたさま、『醒悟』は悟りを開く意味だそうで、さらに調べてみると、『寤』という文字がありました。『寤』は、家のなかの寝台のよこで目覚めているので、「さめる」という意味です。それで『醒寤』は眠りから覚める、ことになります。

　左の3語『寝』『寐』『寤』に共通なのはうかんむり（屋根）がついていることで、家のなかでの行為をあらわしています。『寝』は、字典を引くと、右下の部分は「はらい清めること」で、清浄な霊廟の意味があり、病人が霊廟に寝て悪霊を追い払ったことから、ねやの意になり、ねる意に用いられた、とあります。

　『寐』は家と寝台と音をあらわす未の組み合わせで、『寤寐』は「ねても覚めても」、『夢寐』は「眠って夢をみている」意味です。ちなみに『寐語』は寝言ということだそうです。

　漢字の世界では、まさに睡眠、覚醒は家のなかでの人の意識状態という共通点があることがわかります。夢もそうですが（81ページ）。

（旺文社・漢字典、角川書店・書道字典、岩波書店・広辞苑）

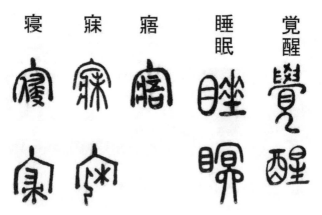

図1-5　覚醒・眠りに関する漢字の由来。（閑古堂夢邦遊山人臨書）

2 どうして眠っていることがわかるのか

　『狸寝入り』という言葉があります。本当は目覚めていても、眠ったふりをすることですが、狸寝入りをしている人をくすぐれば、とたんに笑い出すので、それとわかります。ヒトで眠り始めを知るには、手のひらにボールを持たせておきます。眠くなるとボールを握っていられませんから、ボールが手から離れて落下しますが、これが昔の入眠を調べる方法だったのです。

脳を調べる

　しかし、現在はもう少しエレガントな方法があるのです。それは、脳がある動物では、脳の活動を測ることです。脳は電気活動をしています。小さな神経細胞は情報を他の細胞に伝えるために電気信号を使っています。小さくても数多くあるので、その活動を検知することができます[1]。

　私は人間の睡眠状態や夢について研究しているので、いろいろな人に研究室に泊まってもらいます。眠っている人の横で研究するわけではなく、防音されたベッド・ルームに眠ってもらい、こちらはその横の部屋で

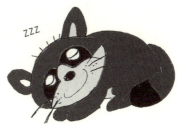
図2-1　狸寝入りは、眠っているふりをすること。

---

[1] 脳波だけではなく、筋肉の緊張や心拍や呼吸なども一緒に測ります。

いろいろな機械を使って睡眠状態を研究することになります。一晩、二晩眠ってもらうわけですが、なかには眠れない人もいて、困っているようでしたから、インターホンを通じて「眠れないなら眠らなくてもいいですよ」と声をかけると、「ええっ？ なんで私が眠っていないのがわかるんですか？」と妙に感心されてしまったことがあります。

　種明かしすると、図2-2のように、頭のいろいろな部位に電極を貼り付けて、それぞれの部位の電位差を検出すれば、それぞれの部位の差は波としてあらわされます。大きな電圧計である脳波計を使えば、図2-3のように、目をつぶって静かにしているときにはきれいなアルファ波が（A）、眠り始めたときには、ややゆっくりしたシータ波（B）、浅い眠りではさらにゆるやかになったデルタ波にさざなみのような波（紡錘波）が混じってきて（C）、深い眠りではゆっくりとした大きな振幅のデルタ波がみられます（D、E）。まるでテレビ電波、FM放送、AM放送のように波長が違います。

　脳の深部からの信号で大脳が眠ったり目覚めたりすると活動が変化して、波の形が変化するのです。たとえば、先に説明したように目を閉じて静かにしていると、アルファ波というきれいな波がみえます（A）。目を開けると脳波は振幅の小さいざわざわとした波にみ

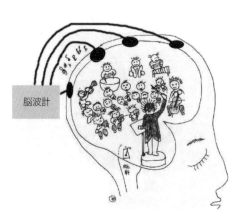

図2-2　頭皮の表面に幾本かの電極を貼り付け、脳電気活動を計測。

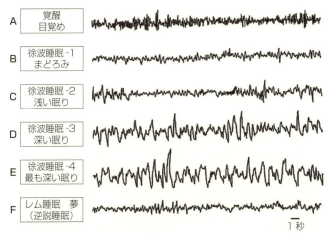

図2-3 意識水準によって異なる脳波像。(Rechtschaffen & Kales, 1968)

えます。外界の視覚情報が入ると、脳全体が活動的になるからです。

つまり、多くの神経細胞が活動していれば、それぞれ自分の活動をしています。だから同じ活動をしているのは少ないのです。したがって、多くの細胞の活動の平均をとると、たとえば、音楽ホールで多くの聴衆が思い思いにしゃべっているときに、ザワザワと聞こえてくるように、速くて振幅の小さな脳波となってあらわれるわけです。

また、多くの神経細胞が休養していればだいたい同じように同期して活動をしているわけですから、ゆっくりとした振幅の大きい波になるのです。みんなで同じ楽譜を見てコーラスをしていると思ってください。

レム睡眠

脳波計で一晩の睡眠状態を調べてみると、図2-3にみられるよう

に、ウトウトの眠り始め（B）、スヤスヤの中程度の眠り（C）、グウグウの深い眠り（D、E）と進んでいくのがわかります。そして、またウトウトの眠り始めと同じような状態があらわれてきます（F）。このとき、眼球がすばやく動いたり、筋肉の緊張がなくなるのが観察されますが、このときに起こすと、多くの場合、「夢をみていた」という報告が得られます。前に説明したように、急速眼球運動がみられるので急速眼球運動のある睡眠（Rapid Eye Movement Sleep）、略して REM sleep、レム睡眠と呼ばれています。ヨーロッパでは、眠っているのに目覚めたような不思議な睡眠ということで、逆説睡眠と呼ばれています。この繰り返しが一晩にだいたい4回引き起こされて、最後のレム睡眠のあと目が覚めるのが普通です（図2-4）。

よく「レム睡眠と逆説睡眠は同じものですか、違うものですか」

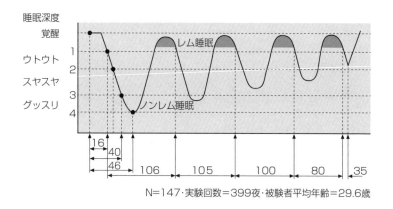

図2-4 眠りのリズム。眠り始め、浅い睡眠から深い睡眠へ移行し、レム睡眠に入るとまた浅い睡眠に戻る。通常は睡眠時間8時間に4回ほど繰り返される。（Stanford sleep disorder center より改変）

と尋ねられます。逆説睡眠は、ネコで発見されたときに、「夢をみていて脳が活動しているのに、筋肉の力が抜けていて、いくら大きな音をたてても目が覚めない深い睡眠状態」という不思議な逆説的な睡眠なので、そう名前が付けられたのです。レム睡眠はヒトですばやい眼球運動がみられるときに夢をみていることがわかったので、そのような名前になったので、たとえば、フクロウのように眼球が動かない動物や、モグラのように眼球がない動物では、夢をみているのと同じような状態になっても、言葉の上では、レム睡眠とはいえません。ですから、哺乳類や鳥類の場合、逆説睡眠ということが多く、ヒトにみられるような急速眼球運動のみられる睡眠にかぎってレム睡眠と呼んでいます[2]。次ページの休憩室で説明するように、脳幹からの刺激が大脳皮質を刺激して活性化させると、夢をみることがわかっています。

---

[2] 爬虫類以下の種では、逆説睡眠に相当する脳波像は認められていません。

脳の基礎知識

　これから、睡眠や夢、覚醒についてお話ししていきますが、最近、認知症などが話題になって脳のブームになってはいても、脳科学で使われている用語は理解がかなり難しいのが実際のところです。ですから、あまり専門用語は本書では使いませんが、以下のいくつかは、どうしても必要なので、簡単に説明しておきましょう。

　昔から「知情意」と言われています。図2-5にあるように、知は知性や知識、情は感情や情緒、意は意志や決意です。ご存じの方

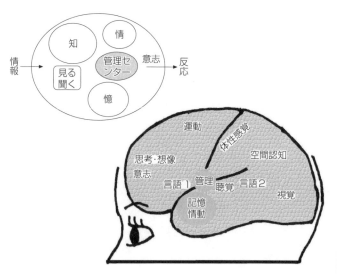

図2-5A　脳の部位とそのはたらき。目覚めているときの脳のはたらき。

も多いと思いますが、知性や意志は前頭葉の前の部分、つまり前頭前野[3]、情は扁桃核、知識は（記憶にもとづくものですから）海馬や側頭葉が主に関わっています。大脳新皮質は外から入ってきた情報と内部記憶（先天的・後天的な情報）を処理するためにはたらいています。これらをうまくはたらかせるための中央管理センターが脳の中心にある視床です。少なくとも、このいくつかの部位だけおぼえていただければいいと思います。

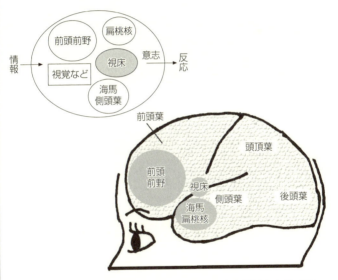

図2-5B 脳の部位とそのはたらき。脳の主な部位の名前（海馬や扁桃核、視床は脳の奥にあります）。

---

[3] 前頭葉は脳のかなり広い部分を占めていて、前頭前野のほか、運動野、言語野なども含みます。前頭前野は、前頭葉の前方に位置していて、知性や意志だけではなく判断や思考などに関与しています。後ろの部位は運動野で、前頭前野で判断された意志を実行します。

もう少し詳しく説明すると次のようになります（図 2-6）。目から入った情報（たとえば A、B、C …）は網膜から視神経を伝わって視床にたどりつき、それから後頭葉の一番奥にある第一次視覚野で色や形、動きなどに分解され、それぞれが後頭葉、頭頂葉、側頭葉で分析されます。その部位を、図 2-7 に示すように、視覚連合野といいます。さらに聴覚や平衡感覚、触覚、言語などの情報と混ぜ合わされて、まとめられるので、見えたり、聞こえたりできるのです。（ここでは異種の情報と混ぜ合わされて分析・統合されるので、広義には感覚連合野と呼んだほうが良いのですが、重なっているので、本書

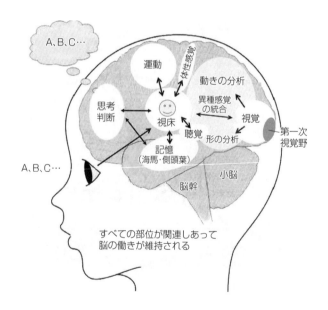

図 2-6　外界から流入する情報は、視床を通じて、脳のさまざまな部位で処理され、内部情報と比較され、認知が成立する。（北浜, 2008）

では場合によって使い分けることにしました（87ページ、図7-4参照）。）

とはいえ、見えても聞こえても、それだけでは意味がわからないので、過去の記憶を参考にして、前頭前野が考えて結論を出します。海馬は比較的新しい記憶を蓄え、古い記憶は側頭葉に移されています。この部位を刺激すると、古い記憶が映像や音声とともにあらわれてきます。自発的に「思い出す」のは前頭前野が記憶部位を刺激するからです。必要に応じて、運動反応することもあります。この情報管理に脳の中心にある視床が活躍するのです。

覚醒している間（図2-7）、脳の奥底にある覚醒中枢が、視床や大

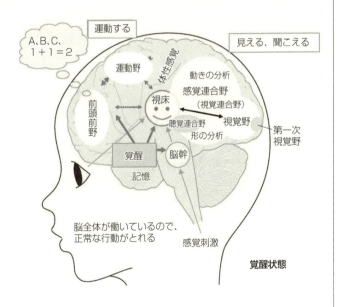

図2-7　脳底にある視床下部の覚醒中枢のはたらきで、脳内各部が活動することで意識水準が高まる。（北浜, 2008）

脳皮質全体を活動させます。そうすると、脳のさまざまな領域が連絡しあって、きちんと見えて、聞こえて、ちゃんとした考えが作られ、運動が引き起こされます。

　眠らないでいたり、時間がくると自然に眠くなります（図2-8）。それは、目覚めている間に、睡眠物質がたまってきたり、脳内にある時計が覚醒中枢のはたらきを低下させると、今度は睡眠中枢がはたらき始めるからです。その間、大脳皮質のほとんどが休養をとり

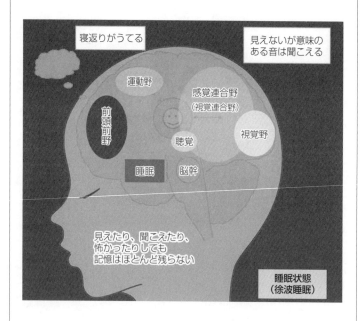

図2-8　覚醒中枢の近くに存在する睡眠中枢によって覚醒が抑えられ、脳内各部の活動が低下し、意識水準が下がる。生命維持に必要な部位は活動を続けている。外界からの危険情報や意味のある情報を感知して、覚醒する。（北浜, 2008）

ます。ただし、すべて眠るのではなくて、一部は目が覚めていて、外部の危険や自分にとって重要な情報をキャッチしています。寝返りもうてますし、ベッドから落ちたりもしません。

睡眠状態がある程度続くと、脳幹という生命維持に重要な部位にあるレム睡眠発生装置がはたらき始めます（図2-9）。

そうすると視床や大脳皮質が刺激されて覚醒水準が上がります。でも覚醒時のように、互いの領域がきちんと連絡されていません。

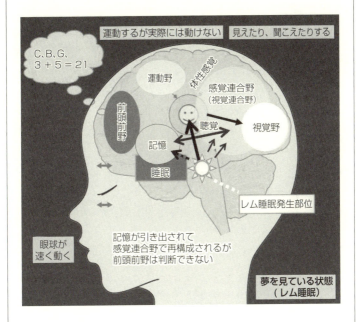

図2-9 睡眠状態がある程度持続すると、脳の奥底にある脳幹から刺激が発生し、持続的に大脳皮質を刺激して意識水準を高め、断続的に刺激を送って、夢の内容を変更する。（北浜, 2008）

活動しない部位もあります。ですから、連絡不十分で、覚醒時のように合理的な判断ができません。記憶部位も刺激されますから、古い思い出もたくさん出てきます。ただ、思考や判断に重要な前頭前野が眠っているので、記憶の整理がうまくできません。ですから、計算もできませんし、文字の並び替えもできません。そして、夢のなかでは昔のことも出てきますが、自分で思い出すのではなく、レム睡眠発生装置によって思い出させられているのです。このとき、いろいろな映像や考えが出てきますが、それに対して実際には反応できません。大きな筋肉への運動命令が筋肉に伝わらないようになっているのです。夢の不思議は脳のはたらきがうまくいかないことにあるのです。

眠り始めの夢 —— 入眠時心像
（入眠時幻覚 or 半睡時幻覚）

　退屈な講義を聴いているうちに居眠りが始まったり、あるいはベッドに入って難しい本を読んでいるうちに眠くてたまらなくなり、いつのまにか、本を投げ出して、寝入ってしまっています。それに、歳をとると、テレビを観ているうちによだれをたらして眠り込んでしまうのはよくあることです。ただし、うまい具合にリモコンは手から離していないのが救いですが、それもいずれはポロリと落ちてしまうことでしょう。

　眠くなってくると、誰でも気がつくことは、手を強く握ることができなくなって拳をつくれなくなることです。電車のつり革にぶら下がって立って眠っている人は、まだ覚醒側のほうにいます。もう少し眠り込むと、大脳皮質の運動野や小脳がうまくはたらかなくなり、筋の緊張が低下してバランスもうまく取れなくなりますから、たとえば授業中に居眠りをしている場合、いくら先生にわからないようにしていても、わかってしまいます。

　授業中に、「落ちる」というパニックに襲われることがあるそうです。広島大

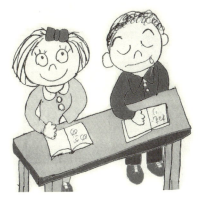

図 3-1　居眠りは、気持ちがよい場合、単調な場合、寝不足の場合など、さまざまな原因で引き起こされる。

学の堀忠雄さんによると、急に体がふわっと浮きあがったり、谷底にまっ逆さまに落ちるという感覚は居眠りが始まりかけると突然襲ってくると報告されていますが、本当に怖いらしいのです。また、身体がビクッとなることがあります。

　自分の拳が握れなくなっていることが意識できるときはまだ完全に眠っていないのがわかりますが、簡単な足し算もできないし、考え方も支離滅裂になってきます。本を読んでいるのに、勝手にある偽りの思い出が出てくるときがあって、「そんなことをしたはずがない」ことは、何とかわかる状態です。

幻影の出現

　そのときにまぼろしが出てきます。たとえば、私の場合、ベッドに入って眠る前に読書（易しくもなく、難しくもなく、つまらなくもなく、面白くもない内容の本）をするのですが、そのうち、さまざまな幻影が出てきます。それは海に沈む太陽だったり、多くの群集がこちらに歩いてきたりで、そのうちに本を落として、ビクッとして目覚めることが多いのですが、たいていの場合そのまま眠ってしまいます。

　自分の例をひきあいに出すこともないので、類似の例として、天才物理学者のファインマン博士の例（大貫昌子訳を少し変容したもの）を以下に紹介しましょう。

「そのうちにくたびれてくると、一度に２つのことを考えられるのに気がついた。独り言を言いながら何かを考えるのと同時に、ベッドの端に綱が二本ついていて …、滑車がゆっくりベッドを持ち上げていくところをなんとなく想像していた。このことを想像していたのに気づかなかったが、心配になって、張力があるから大丈夫さ、と言っ

3 眠り始めの夢 — 入眠時心像（入眠時幻覚 or 半睡時幻覚）

たときにはじめてこれを意識した。」

「ひとが眠りに落ちるとき、思惟は続いていくが、次第に論理的つながりを失っていくものだ、ということも悟った。そこでその筋道を逆にたどっていこうとしても支離滅裂なことがわかるばかりだった。」

エリスの入眠時心像

イギリスの心理学者エリス（「Ⅱ 夢変化」参照）は、その著『夢の世界』（1911）で、入眠時心像は「覚醒意識を失い始めたとたんに、一連の心像が私の幻の前を漂うと見る間に、突如として眼前の人物がしゃべる、というようなことがときどき起こる。この熟睡せぬうちに起こる錯覚的な声は私を驚かせ、すっかり覚醒してしまう」と述べています。誘眠的な段階にありながら、自分が夢の生成に力を貸していたのだと自覚するわけで、錯覚に近い現象としてとらえていて、まぼろしを夢とは言っていません[1]。そして、これは網膜に帰するものと考えているのですが、現在の知識から考えるとおかしなこの説も、当時はまじめに信じられていたのです。エリスは網膜説をとらない（以下に述べる）モーリーの記述を読んでいたはずですが、意見が違いました。

当時、この現象に多くの有名な科学者たちが興味を示していました。たとえば、眼をつぶったときに見える眼の中の光のシミが眠りかけのときに発展していく、あるいは誘眠的な像は眼の疲労によって刺激されることもあり、一部分は網膜上の現象である、というような、少々的外れな説もありました。この場合視覚像だけが取り上げられているだけで、音や言葉が心像としてなぜあらわれるかにつ

---

[1] 夢と同じと言ったのはミューラーとブルダッハです。現在ではレム睡眠中にみられる鮮明な夢とは区別されています。

いては説明がされていません。

このように20世紀にはいっても「夢は目を閉じた状態でも外からの光が網膜を興奮させるので、夢がみえるのだ」という説が、1954年にレム睡眠が発見されるまで支持されていました。その後1965年になって、被験者の瞼を絆創膏で貼り付け、さらに瞳孔を薬で散大させてそのまま眠ってもらい、レム睡眠中に明るいイメージを見せてから起こして、「何の夢をみていたのか」を尋ねてみたところ、内容は、網膜上に写っていたはずのものとはまったく関係がなかったので、この網膜説はおしまいになりました。

モーリーの入眠時心像

19世紀のフランスの睡眠学者モーリーはこの状態を「hallucination hypnagogique」、和訳すると「入眠時幻覚」あるいは「半眠時幻覚」と呼んでいました。Hypnagogique（ὕπνος ἀγωγεύς）とは前出のギリシャの眠りの神のヒプノスの意味で、hypn（o）「眠り」とagogique「誘う」の2つの語が結びついてできたと、モーリーは言っています。

「幻覚」とは「対象のない知覚」で、現在では主に薬物依存や病的な意味あいによる知覚と解釈されているので、「寝入りばなにみる心のイメージ」という意味あいで現在の睡眠学の世界では「入眠時心像」と呼んでいます[2]。

---

[2] ナルコレプシーは睡眠覚醒の調節が悪くなる疾患です。危険な作業や自動車運転中のような眠ってはいけない場合でも耐えきれない眠気がおそってきて、突然眠り込んでしまいます。このときに、まだ意識がかなり高いのに体が麻痺してしまい、さまざまな幻覚が現れるという睡眠麻痺（レム睡眠）が引き起こされます。このように覚醒水準が高いまま知覚する状態を「入眠時幻覚」と呼んで、健常者のそれを「入眠時心像」として区別しています。

3 眠り始めの夢 ── 入眠時心像（入眠時幻覚 or 半睡時幻覚）

モーリーはこの現象について詳しく研究した学者で、眠りぎわには必ず「入眠時幻覚」を経験していましたので、かなり詳しい描写を試みています。図3-2に紹介した文献から抄訳してみましょう。

「まず、注意が集中できなくなることが第一の特徴である。次に論理的に考えられなくなること、そして、あらわれてくることに対して傍観者であることを余儀なくされるのが特徴である。ある晩、私は「ロシアの旅」という本をベッドで読んでいた。ほんの少し読んだだけで瞼が重くなってきた。そのとき、修道僧のような茶色の衣装にフードをかぶった男が見えた。このイメージがあらわれたのはほんの一瞬だった。私はまた本を読み続けた。」

「長椅子に座ってウトウトしていると、変てこりんな髪をした奇妙な男が渋い顔をしてかなり長い間目を閉じた私の前にいた。本当に眠っていたわけではないのである。周りで話している内容もわかっていたのだから。はっと正気に戻って、その男が幻覚にすぎなかったことを確認したのだった。」

次に私としては信じられないことが書いてありました。129ページ以下に述べるように、視覚像・聴覚像以外の内容の夢は珍しいからです。それはモーリーが人生で2度体験したという、味覚の入眠時心像です。

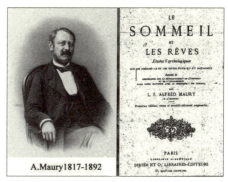

図3-2　19世紀のフランスの睡眠学者モーリーとその著書。入眠時心像などの研究で有名。

1848年の6月、サラミソーセージを買って、その数日後、口の中にその味が拡がるのを感じた、そして、2度目はすえた髪油の匂いを嗅いだその夕方、瞼を閉じたときに油の味を感じたと言います。

　匂いのほうはと言うと、彼自身は体験していないのですが、重篤な精神疾患の場合はあり得ることだと述べています。ある農夫は眠りにつくときに焼けた匂いを感じ、これが悪魔の匂いだというように。

　触覚のほうは、スコットランドを旅したときにくたびれ果てて足を引きずって安宿にたどりついて、ベッドの支度が終わるまで待っていたところ、ウツラウツラしてきて、そのときの夢に脚をネズミに咬まれたり、ハチに刺されたりするような感触があったと記しています。

サンドニ侯爵の入眠時心像

　フランスでモーリーと19世紀のほぼ同時代に生きたサンドニは夢をみていることが自覚でき、内容を変更すらできる明晰夢で有名な学者ですが、入眠時に自分のみたイメージを図3-3のようにス

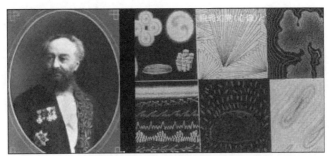

図3-3　19世紀のフランスの睡眠学者サンドニ（左）。明晰夢などの研究で有名。右の図は入眠時心像のスケッチ。

3 眠り始めの夢 ── 入眠時心像 (入眠時幻覚 or 半睡時幻覚)

ケッチしています。

サンドニはパリのコレージュ・ド・フランスの満蒙・支那語の教授で、『唐詩選』などの翻訳などを手がけています。侯爵家の生まれで、生い立ちはパリの邸宅やブレオ城で孤独な生活を送ることを余儀なくされていました。そういうこともあって、夢に興味をもって、14歳頃から詳細な日記をつけていたのです。

私は彼の著『Les rêves et les moyens de les diriger』を読んでいろいろと教えられることがありましたが、最近立木鷹志氏が邦訳『夢の操縦法』(国書刊行会) を出版されたので、そちらを一部簡略化して引用してみましょう。

「肉体が麻痺してくるにつれ、そして現実が遠のくにつれ、精神を占領しているものの視覚像がぼんやりと見えてくる。もし誰か、あるいは背景や顔や服装を思い浮かべれば、それらはますますはっきりと形と色を帯び、だんだん支離滅裂なものではなくなる。… この明瞭な幻影のなかでのまどろみこそが真の眠りの瞬間なのである。」

「入眠状態の夢想では、時間や場所が入り乱れての夢の世界の萌芽となる」

私の場合は、おそらくほとんどの読者の場合も、ただただ傍観者にすぎず、「思い浮かべれば」ということはできないので、意志のあらわれる明晰夢をいつもみることのできたサンドニはやはり特殊能力をもった人物だったのでしょう。彼の言うように、訓練すれば、できるようになるのかもしれませんが …。

さて、モーリーとサンドニ、この19世紀の2人のフランスの学者は、「睡眠と夢」に関して異なった態度をとっています。ひとりは生理学的に、もうひとりは現象学的に、夢をとらえています。言

い換えると、「分析的に」と「総合的に」です。その両者の比較をまじえながら、話を進めていきたいと思います。

目覚めているときのまぼろし

　精神疾患や薬物のほかに、目覚めていて「まぼろし」が見える条件は、他にもあります。それは、単調な刺激のないときに脳自身が作り出すものです。19世紀のドイツの生理学者ミューラーは「私は眠くなって目を閉じると、暗い視界にいろいろな明るい物体が見えてくる。小さい頃からずっとだ。本当の夢とは違うこともわかる。なぜなら、この現象について客観的に考えることができるからだ」と述べています。

　人間を暗くて音が反響しない部屋に閉じこめておく実験があります。部屋のなかはシーンとしていて、自分の耳から拍動が聞こえてくるし、ジーンという圧迫感を感じます。志願者は「研究のまとめなどができるから」などと言って、喜んで部屋に入りますが、そのうちに眠ってしまいます。すっきりとして目が覚めてみると、いつもと状態が違いますが、思い出して自分の仕事を続けてみます。日頃ためておいた考えをまとめようとするのですが、光もなく、鉛筆もノートもないので、書き留めることもできません。時間が経つにつれて、考えがまとまらなくなってきて、考えが混乱し始めます。そして何でもよいから刺激が欲しくなります。それは映像でも音楽でもよい、いや、もっと単純なものだってよいのです。たとえば、ほんやりとした暗いランプの光を瞬間的につけると、その暗い光をもとに脳は映像を作り出します。これが「まぼろし」です。何日かこの状態が続くと、志願者はパニックにおちいり、脱出ボタンを押すことになります。

　なぜ、目覚めていて刺激が少なくなると、「まぼろし」が出てく

3　眠り始めの夢 ── 入眠時心像（入眠時幻覚 or 半睡時幻覚）

るのでしょうか？　感覚が入ってこないために脳内の情報分析装置である視床と大脳皮質の情報のやりとりがうまくいかなくなること、そして前頭前野が手ぶらで暇になってしまうこと、が考えられるのです。

　人間の丈夫な頭蓋骨の中は真っ暗で、脳は普通外界からの感覚情報がないとはたらくことができません。この外界情報にあわせて次の行動を考えるように脳は作られています。会話と同じように、相手があってはじめて会話が成り立つのです。相手がいなければ独り言になるし、将棋や碁をひとりでしてもつまらない。初めのうちは頭を使っていますが、相手がみつからなければ意味がなくなりますから、次の一手など考えても無駄になります。

　本来は外からの視覚刺激などは視床を経由して脳の後ろ側に入って前のほうに流れていく間にボトムアップ式に処理され、過去の記憶と比較されます（図3-4）。ところが、外から内への刺激がないために、脳がはたらくときには、内部だけで情報処理をすることになります（図3-5）。つまりトップダウンだけで、記憶情報を脳の前から後ろに流すのですが、仕事がないので、何をしていいのか混乱するのです。

　そのような場合、前述のように、何かチラッと見えたものがありさえすれば、「これは何だ反応」が出てきて、ボトムアップ式に処理をするのですが、あまりにも情報量が少なすぎて、過去の記憶のほうが多く、前頭前野が過去の記憶をもとに推理すると、まぼろしが出てきてしまいます。暗闇に点滅する光の点が動けば、眼はそれを追跡して、江戸時代の人なら蛍の光を、現代人なら夜間飛行の点滅する光を見てしまうでしょう。

　これははっきりと目が覚めているときに外界からの情報をなくしたときの話です。ウトウトしているときにも、スヤスヤ眠っている

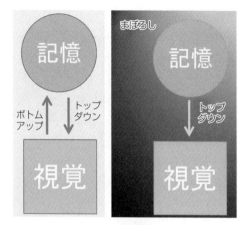

図 3-4（左図） 目覚めているときには見えたものが記憶と照合され（下から上に）、記憶が映像に影響を与える（上から下へ）。

図 3-5（右図） 夢をみているときには、外界のものは見えないから、脳幹からの刺激で記憶が、視覚野に（上から下へ）引き出され、映像として認識される。

ときにも、外界からの視覚情報はあまり入ってきません。そして、脳の機能はある程度活動はしているのですが、だいぶ低下しています。ですから、長い間、暗闇にいなくても、十分幻覚の出る要素はそろってきています。

モーリーは「夢は幻覚と似たようなもの」とまで言い切っています。現代の科学から考察しても、次に述べるように、脳の機能（とくに考える役目の前頭前野の機能）が低下し始めた時点で、「これは何だ」とわかる認知機能も低下して、このような知覚が成立してくるのだと思われます。

脳のはたらき

脳の活動が低下し始める、ということは、意識がなくなりかけてくるときに、まず言葉でものを考えることができなくなり、次に外界で何が起きているかわからなくなり、そのうち外界について無関心になってきます。そして、布団にもぐって、ウトウトと眠り込むと、何らかのイメージが出てきます。先ほど述べたように、内容は

3 眠り始めの夢 ── 入眠時心像（入眠時幻覚 or 半睡時幻覚）

ほとんどの場合、ストーリー性のない映像や音声で、明るい光や、ガヤガヤした雑音、道を歩く大勢の人々などです。見たことがない、と言う人もいるかもしれませんが、普通は出てきます。これは、この体験をしてすぐに目を覚ました場合に、記憶に残るから、「見た」と言うのです。そのまま眠ってしまえば、「見たことがない」と言うことになります。

眠り始めたときに、起こして聞いてみると、答えはイメージを見ていたが31％、考えごとをしていたが30％、わからない、忘れたが23％ほどです。前頭前野や視床がきちんとはたらいていないので、気をつけていなければ、記憶はすぐに消えてしまい、たとえ何か見えていても、見えたものが、きちんと言葉にならないので、ほとんどは、そのまま忘れられてしまいます。モーリーやサンドニのように気をつけていれば、内容についてかなり記憶が残ります。

入眠時心像の持続時間は人によって異なりますが、かなり短いものです。あまり短すぎて、入眠時心像などない、と言う人もいますし、結構長くて、光や音の饗宴を楽しんでいる人もいるようです。眠る瞬間に、イメージを見てはっとして目覚める、そして「ああ、こんなまぼろしや考えがあった」と思い出すかもしれませんが、再び睡魔に襲われていつのまにか眠ってしまいます。人間は眠り込む瞬間も、おそらく死ぬ瞬間も、意識できないと、言われています。では、そのとき脳は、どんなはたらきをしているのでしょうか。

広島大学の道田奈々江さんが入眠時心像を見ている人に音を聞かせたところ、音には脳が反応しにくいことがわかりました。脳が（心像に注意を向けるなどの）別な仕事しているからと考えられます。

思考能力も同じで、目覚めているときに、単純な足し算を暗算させて脳のはたらきを調べてみると、皮質全体に広く散らばったいろいろな部位が活動していることがわかっています。そして、何かの

都合で、あるひとつの部位が活動しないと、たちまち暗算ができなくなってしまいます[3]。いくつもの部位が、お互いに連絡しあってはじめて暗算ができるのです。眠り始めると、どこかの皮質がはたらかないか、お互いの連絡がなくなります。だから、目覚めているときのように、ものごとの印象や論理性に一貫性、整合性がなくなる、つまりつじつまがあわなくなります。

今までは、睡眠中枢からの命令で大脳皮質全体の活動が低下して、イメージが出てくるという説が有力でしたが、さらに詳しく調べられて、入眠時の大脳皮質のひとつひとつの細胞のはたらきはそれほど低下していないことがわかってきました。

2005年のサイエンス誌にイタリアの医師トノーニたちによって詳しく発表された報告を紹介してみましょう。目覚めているときと眠っているときに、脳のほんの小さな表面を刺激してみます。目覚めているときには、この刺激に対する反応が波紋のように広く拡がっていきます。ところが入眠時には、刺激すると反応しますが、拡がってはいきません。どこを選んでも同じでした。そして左半球と右半球の連絡も途絶えていました[4]。つまり、お互いの皮質間のコミュニケーションがとれなくなる、ということです（図3-6）。つまり、居眠りを始めると、大脳全体では活動が高くても、お互い隣同士には情報が拡がらなくなる、つまり、大脳皮質の細胞そのものにも睡眠をコントロールする機能があって、皮質が全体として機能

---

[3] 目覚めていても、前頭前野－頭頂葉の連絡が悪い患者では計算不能症（acalculia）があらわれます（22ページ参照のこと）。
[4] 119ページの図9-5のように、脳は左右二つの半球で成り立っています。ヒトの場合、かなり多くの機能がどちらかの半球に偏在しています。たとえば、言語は左半球、メロディは右半球が作り出します。半球の間に連絡路があって、補いあっていますから、きちんと歌が歌えるのです。どちらかが壊れたり、あるいは連絡が悪くなると、ちゃんとした歌は歌えなくなります。

3 眠り始めの夢 ── 入眠時心像（入眠時幻覚 or 半睡時幻覚）

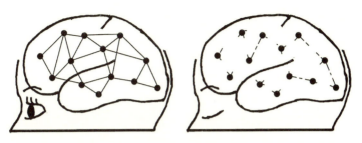

図3-6 目覚めているととき（左）に比べて、眠っているときの（右）脳の各部位は連絡がとれていない。

しなくなるから、意識がなくなる、という説です。

　情報通信研究機構の宮内哲さんの最近の仮説では、睡眠時には脳の各部位の連絡が悪くなって、情報は遠回りをしなくてはならない、それで、伝言ゲームのように、情報がリレー伝達される間に内容が変わってしまって、支離滅裂になってしまうのだろう、ということです。「意識」との関連が深いとされる、前頭前野・頭頂葉でとくに情報伝達効率が低下していることもわかりました。これは、まどろみ状態では、脳内のネットワークのつながり方が変化し、すばやく正確な情報の受渡しができにくい状態になっていることを意味しています。

　入眠時心像は、一般的に言って、眠り始めのウトウト状態でみられるものです。そのほかに、ベッドにもぐってまだ眠ってもいないのに怖いオバケがあらわれて、胸の上に乗ってくる恐怖の夢があります。これは「睡眠麻痺」あるいは「金縛り」と呼ばれる現象で、眠った直後、あるいは、突然レム睡眠にはいったときにみられるものです。

マイクロスリープ

　モーリーがいみじくもこれは覚醒と睡眠の中間状態だ、と言っていますが、入眠時心像が見えるときは、生理学的には覚醒時に多く出ているアルファ波がだいぶ減り、ウトウト状態に特徴的なシータ波が増えて、心理的には、覚醒感と睡眠感のちょうど中間の意識状態ということが今ではわかっています。夜間長時間運転をしたりしていると、目が覚めていると思っているのに、奇妙な考えやイメージが出てくることがあります。これは事故を起こしやすいたいへん危険な状態にあるので、直ちに運転をやめて、仮眠をとってください。これはマイクロスリープと言って、本人が自覚しないで脳が眠っている状態なのです。このときに、外から音を聞かせても、反応しません。先生の話も聞こえないわけです。それでも、肩をたたくと目が覚めます。

　このような支離滅裂な状態になる、あるいは誘惑的な幻覚が出てくるのは、仏教修行上好ましくないことです。仏教では、仏とは悟った者、覚者であって、目覚めた者です。目覚めた者になるのが究極の目的ですから、仏道修行では、このようなまぼろしは、夢をみているときと同じように、修業の妨げになります。だいたい、修業中に居眠りが出るようなことは、心身の緊張がみられない不届き千万なことです。そこで禅

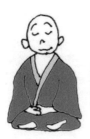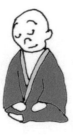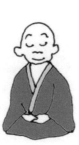

図 3-7　座禅中に、居眠りをすると警さくで肩をたたかれて目が覚める。

3 眠り始めの夢 ── 入眠時心像（入眠時幻覚 or 半睡時幻覚）

で座っている場合には禅師が警さくで肩をたたきますが、これは罰ではなく、目を覚まさせ、姿勢を正させて、修業を助けるため、と教えてもらったことがあります。

とはいえ、むしろ眠らないでいると、睡眠圧（睡眠負債とも言います）がかえって高くなり、マイクロスリープが出現して、幻覚、まぼろしが出やすくなるのは事実です。修業では、むしろこれらのまぼろしを見ることを目的としている場合もあるようです。仏教者の神仁氏の神秘体験について引用しておきましょう。

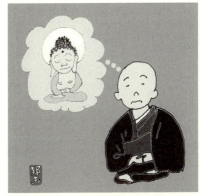

図3-8 ひとりで座禅を続けていると、意識が低下したときに心像を見ることがある。

「比叡山延暦寺では今でも見仏（観仏）のための修業が行われている。仏を見ること、阿弥陀仏を見ることが実際の修業の深まりのひとつの尺度とされているのだ。仏を見たというある老僧に『その仏は幻影ではないのですか』と聞いたことがある。すると老僧は『幻影かも知れない。しかしその幻影を見ることが大切なのだ』という答えが返ってきた。」

夢に好相を見ることは修業が成就する相と見なされていたからで、見仏は長い修業のひとつの通過点ということです。

また、第一次大戦後に自己の内部をすなおに表現しようとして、入眠時の心像を描こうとしたシュルレアリズムの芸術家たちがいま

す。合理性、功利性を求める近代化が戦争の惨禍を招いたことに対する反抗だったのです。目覚めた状態ではどんなに努力しても、これらの合理性に支配されてしまいます。それで、理性から解放された「まどろみ」や「まほろし」に真実を求めようとしたのです（110ページ参照）。

休憩室

「悟り」と目覚め

　10月には東京の明治神宮や後楽園、六義園、京の神護寺や二尊院、醍醐寺のモミジが色づいてきます。桜の名所もまたモミジの名所です。桜が咲いて散り、秋がやってきて、葉は赤や黄に色づき、そして冬を迎えるように、季節は移り変わっていくのです。

　花も紅葉も人生も始めがあって終わりがあり、諸行は無常。いろは歌の「色は匂へど散りぬるを　我が世たれそ常ならむ、うゐの奥山けふ越えて浅き夢見じゑひもせず」はその様子を歌ったものと言われています。夢の研究者である私は長い間「浅き夢見し」（濁点なし）とばかり思い込んでいて、それが、「夢見じ」と否定形になっているのに長い間気がつきませんでした。お恥ずかしい。

　仏教で「悟る」とは真実に目覚めること、そしてあらゆる執着を捨てて煩悩に迷わないことです。夢をみている間は自分の意志がきかないので、異性の色香に迷い、無明の闇に迷うことになります。ですから、仏道修行者は眠ってはいけないことになっています。ところで、目の前に仏の姿を見るのは修行者の至福とされています。比叡山の千日回峰行者は、700日の荒行ののち無動寺谷の明王堂に籠もり、9日間、断食・断水・不眠・不臥（食べず、飲まず、眠らず、横にならず）で不動真言を唱え続けるのですが、おそらくマイ

3　眠り始めの夢 ── 入眠時心像（入眠時幻覚 or 半睡時幻覚）

クロスリープと言われる短い浅い居眠りが数多くあらわれているはずで、そのときに幻覚があらわれてくるはずです。常時念じていればおそらく仏を眼前に見ることになるでしょう。しかし、夢では悪魔が仏の姿をかりてあらわれてこないともかぎらないのですから、仏を見るなら目覚めているときでなければならないのでしょう。

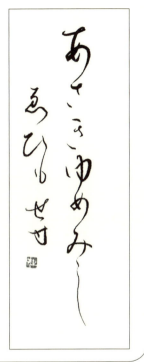

図 3-9「いろはにほへと …。」書はパリ書道会会長の安本年子氏による。

4 眠っているときの意識

かつては「眠っていればいつも夢をみている」と考えられてきました。それは宗教上の理由で、「肉体が眠っていても魂が眠ることなどない」と信じられていたからです。それが最近では、浅い睡眠、深い睡眠、レム睡眠があることがわかって、睡眠状態は均質でないことが知られてきました。ここでは、レム睡眠以外でも睡眠中の脳に精神活動のあることを多少紹介したいと思います。

夢の理解の深まり

19世紀に入ると、考えも変わってきて、パリの生理学者ルモワーヌ（図4-1）は、「まどろみに続く眠りの第一段階では、ほとんどの場合、夢をみない」そして「覚醒に近づいてきて眠りが浅くなると夢をみる、そして、眠りが深いときに起こしても、覚醒すると、壊れやすい夢の内容は逃げ失せ、壊れやすい感覚や考えも消え失せてしまうので、夢をみなかったという結論になる」と述べています。

「まどろみに続く眠りの第一段階では、ほとんどの場合、夢をみない」というこの生理学者の説に、前出のサン

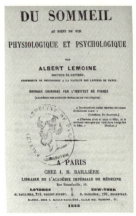

図4-1 19世紀のフランスの睡眠学者ルモワーヌとその著書。

ドニ侯爵は疑問をもっていました。「眠っていても思考は続いている」と考えている彼は、「本当に夢をみなかったかどうかは確かめられていない、そして、深い眠りのほうが浅い眠りよりも夢をよくみるということは十分あり得ることだ」と反論しています。たとえば、深い睡眠中におそろしい夢をみて眼が覚めてから叫ぶという夜驚（66ページ）について述べています。睡眠中の意識について考えてみましょう。

目覚めている間は、脳の中心にある小さなコンピュータ、情報管理センターである視床（サーバー）と大きな情報処理コンピュータである大脳皮質とのやりとりがさかんになっています（図2-6、2-7）。睡眠中枢がはたらいて眠り始めると、この視床の周囲にある細胞（視床網様核）によって、視床の活動が抑えられます。そうすると、視床と皮質の間のやりとりが抑えられてしまうので、外界からの刺激が大脳皮質に伝わりません（図2-8）。また同時に、脳全体の活動も抑制されます。と言っても、すべてがお休みするわけではありません。図4-2のように、視床はサーチライトのように、弱い光で皮

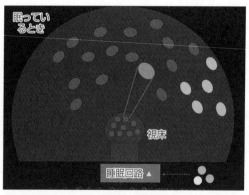

図4-2 眠っているときに大脳皮質というドームに視床からの注意信号が投射する。

質の部分部分を照らしています。また腕枕をして眠ると腕がしびれてきますから、その前に身体の位置を変えることができますし、寝言も言うし、赤ちゃんが泣くと眼が覚めるのです。

脳の活動と睡眠

　寝入りばなに幻覚様の心像があらわれることはすでに紹介しました。そのあと、ウトウトした寝入りばなからスヤスヤと寝息が聞こえるようになると浅い睡眠状態に入ります。脳波はややゆっくり、振幅はやや大きくなっています（図2-3、C）。

　眠っている間は、脳の多くの部位の活動が低下しますから、酸素や栄養（グルコース＝ブドウ糖）の消費が減ります。深い睡眠や麻酔では半分ほどになってしまいます。酸素も栄養も血流に乗ってやってきますから、覚醒中に比べて、睡眠中は脳への血流量が減るはずです。

　医学の祖で医聖として尊敬されている古代ギリシャのヒポクラテスは、精神は脳に宿ると考えていましたが、それでも意識（理性）に貢献しているのは血液をおいて外にない、と述べています。

　「もし血液が正常な状態にあれば意識も正常であり、血液が変化すれば意識も変化する。睡眠が身体におとずれるとき、血液は冷却する。睡眠の本性は冷却にあるからである。血液が冷却されると、その循環は緩慢になる。なぜなら、すべての重い物体が下に落ちるように、身体は倒れかかり重くなるからで眼は閉じ、意識は変化し、夢と呼ばれる何か別の想念が浮かんで去らない」（大橋博司訳から改変）。さすがに医聖と呼ばれるだけあって、この考えは現在にも通用しています。

　19世紀には「睡眠中は覚醒時よりも少ない血液しかまわらないので脳内のいろいろな部位が活動を停止する」という当時のハラー

などの生理学者の学説がありました。今日世界中で行われている睡眠の研究の主流は血流の研究と結びついています。つまり脳内の血流量を調べれば、脳内のエネルギー消費量がわかり、ひいては、脳内の活動量がわかるという仕組みです。

19世紀の終わり頃、イタリアはトリノの大学教授アンジェロ・モッソは、外傷とか梅毒による壊疽で開いた頭蓋の穴を通して脳を直接見ることのできる機会を得ました。露出した脳にセンサーを貼り付けて、脳が膨れると針が振れるような装置を作り、脳の活動を観察したのです。教会の鐘が鳴ると針が振れ、心のなかでアヴェマリアを唱えると針が振れたので、心の状態と脳の活動状態が関連していると確信しました。このような報告から、20世紀に入って多くの研究者は血流と脳活動について関心をもったのですが、正確な関係を理解できるようになったのは、技術の発達した現代になって、それもこの20年くらいのことですから、モッソの先見の明はたいしたものでした。

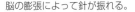
脳の膨張によって針が振れる。
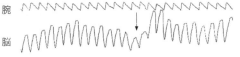
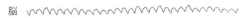
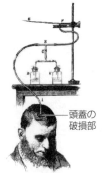

図4-3 教会の鐘が鳴ると、頭蓋の破損部に覗いた脳が膨らむのをイタリアの学者モッソが発見。(Mosso, 1881)

4 眠っているときの意識

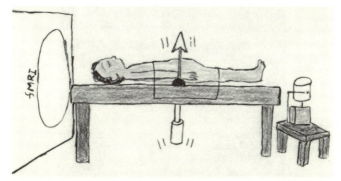

図4-4 もし、眠っているときに脳の血液が減るなら、脳重は軽くなり、下半身のほうにシーソーがかたむくはず、というモッソの機械はうまくはたらかなかったが、その考えは後年脳血流量の計測に間接的につながった。

さらに彼は、眠っているときには脳が軽くなるはずだから、もし図4-4のような大きな秤があったら、針は下半身のほうに振れるだろうと考えたのです。結果は雑音が多すぎてうまくいきませんでした。とはいえ、この考えが以下に説明する現在大流行の脳イメージングという画期的な方法に間接的につながっています。

というわけで、最近脳の活動状態が、手術をしないでも目で見えるようになり、さらに詳しい研究がなされています。たとえば目覚めているときには血液の供給が増え、眠ると減る、ひいてはエネルギー消費量が増減する、つまり脳の活動性が変化する、その部位はどこか、ということがわかるようになったのです。脳の活動は覚醒時に比べて40％ほど低下します。主に、脳幹や視床や前頭前野です。

国立神経センターの梶村尚史さんの研究によると、浅い睡眠時に脳内で使われるグルコース量（消費されるエネルギー＝活動量）を測ると、たとえば、左脳の言語野を含む前頭前野などがまず休みをとります（矢印で示されたグレーの部分）。人間の脳はまず、昼間、

45

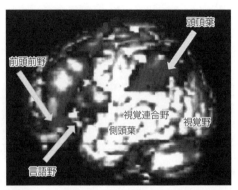

図 4-5 浅い睡眠時には活動量は、脳全体ではそれほど減少していないが、言語野など日中よく使われた部位では減少している。(Kajimura et al., 1999)

たとえば、考えたり、話をしたりするような、よく使っていた部分から休ませています。しかし、視覚連合野や側頭葉、視覚野では減っていません。運動に必要な中脳や運動をコントロールする部位も覚醒時と同じくらいです。ですから寝返りもうてる状態です。ベッドからも落ちません。ウシのような反芻動物では、脳波がゆっくりしているときでも、反芻は続けられています。

脳の一部はまだ活動をしていますから、何らかの精神活動があるはずです。たとえば、寝言を言う、明日起きようと思った時刻に起きることができる、名前を呼ばれたら、目が覚める、などです。ですから、夢をみていてもおかしくありません。

図 4-2（42 ページ）で説明したように、この段階の睡眠では情報管理センターである視床は半分起きています。火事などの危険が迫ってきて起こされると、目覚めて反応できます。

深い睡眠

さらに睡眠が深くなると、脳波が大きくゆっくりになります（図

4 眠っているときの意識

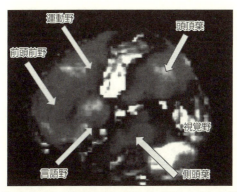

図4-6 深い睡眠時には活動量は、脳全体で減少しているが、減少していない部位もある。(Kajimura et al., 1999)

2-2、12ページ)。図4-6にみられるように、グルコース消費量が減ってほとんどの部位がお休みをしているのがわかるでしょう。脳幹、視床、大脳皮質のほとんどが活動を低下させているので、外からの情報はあまり処理されない、つまり意識されないことになります。とはいえ、活動がそれほど低下していないところもみられます。不思議なことに、視覚野は活動しています。実際、視覚野の電気活動は高まっていることが1960年代から知られていました。他から情報が入ってくるのにスタンバイしているのかもしれませんし、あるいは、何かが見えているのかもしれません。

徐波睡眠中の夢

冒頭に述べたように、レム睡眠時に夢をみていることがわかってからというもの、それ以外の時間では夢をみないと考えられようになりました。その後、アメリカの睡眠学者レヒトシャッフェンやフォルクスほか、多くの人たちが質問の方法を変えたりするなどの努力で、脳波計で観察してみて、徐波の多い徐波睡眠中にも夢をみ

ていることが多く報告されるようになりました。この場合、鮮明な覚えやすい夢ではなく、あいまいな考えごとをしていたというような報告が多くありました。

　有名な例をひいてみましょう。たとえば、同一人物の同じ夜の夢ですが、徐波睡眠中の夢の想起では、「試験の夢をみていました。とても短い夢で、みたのはこれだけでした。試験のことで不安ということはなかったと思います。」というのに比較して、以下のレム睡眠中の夢の想起と比べてみてください（同じ被験者を、その夜だいぶ経ってから起こしてみた結果です）。

　「試験の夢でした。夢の始めの部分では一科目終えたばかりで外は晴れていました。同じ講義を受けた仲間と一緒に歩いていると、うーん、ちょっと、夢が少しとぎれたのですけれど、誰かが社会学の試験で単位の話をしたので、僕は社会学の成績はもう発表になったのかどうかを聞いてみたのです。彼は、発表になったよ、と言うのですが、僕は一日中いなかったので自分の成績を知らなかったのです。」

　このように最初の報告と次の報告のテーマが連続していて同じでも、レム睡眠中の夢の場合、徐波睡眠中の夢に比べて、しっかりした内容と夢につきものの知覚的なまとまりがはっきりと認められるのに、徐波睡眠中の精神活動は想起としては内容が貧弱で夢というよりは漠然とした考えで、情緒的でもなく精彩もなく、視覚的でもありませんし、概念的で、日常の生活と結びついたようなものです。

　徐波睡眠中には夢はあらけずりな素描としてまず考えや反省のかたちをとって始まりますが、知覚や運動にはまったく関与しないと思われます。視覚や聴覚、情緒、運動などの豊かな内容が夢にあらわれるのはレム睡眠時なのです。

4 眠っているときの意識

　徐波睡眠時にゆすって起こすと覚醒にすぐには移行できないので、寝ぼけていることが多く、自分の置かれている状況もよくわからないわけで、そのときに夢を思い浮かべながら報告してもらうことは至難の業です。もし揺り起こさなかったら、夢をみていても、そのまま消えていってしまうわけで、何の夢もみなかったと言うのが普通でしょう。

　ということで、徐波睡眠中の地味な夢についてはレム睡眠時の夢の派手さに隠れて、おざなりになっていましたが、最近再評価されるようになったのです。これは「徐波睡眠時には眼球はゆっくりとしか動かないが、入眠時には何かが見えるし、起こしてみても映像は報告されないわけではない」という素朴な疑問から発しています。何も眼球が動かなくても脳幹からの刺激がなくても幻覚が見える例はいくらでもある …、たとえば、シャルルボネ症候群、幻覚剤エトセトラというわけです。つまり視覚野が活動していて、そこに現れる映像を認知できる意識があれば、何かが見えていていっこうに構わないという説です。

　そこであらためて実験してみました。レム睡眠に入ってから、あるいは深い徐波睡眠に入ってから10分後に起こして「目が覚める前に何でもよいから心に浮かんだことを話してください」と伝えます。決して「夢をみていましたか」とは聞きません。その結果、図4-7のように「夢だとは思わなかった」「夢では自分が関わっていた」という面や鮮明さではお互いに差がなく、異なっていたのは、想起の割合、場面数、負の感情、感情の強さ、夢の長さなどでした。

　夢の内容＝脳の認知活動についてはどちらの睡眠でも程度の差はあれ、あまり変わるところはなく、結局、想起の程度、感情などで違いが出たという報告です。想起については前頭前野や海馬、感情（情動）については扁桃核などのいわゆる大脳辺縁系がレム睡眠で

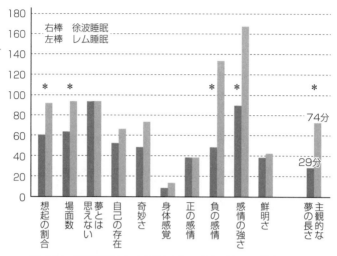

図 4-7 徐波睡眠とレム睡眠の夢の内容の違い。星印は統計的な有意差があることを示す。(Cicogna et al., 2000)

は活動を高めているので、図 4-7 のような結果になるのだと解釈されています。

眠っている間の時間評価

眠っている間の意識の続きです。目覚めているときには、時計もなしに、今何時頃かとか、1分はこの程度の長さとか当てることができます。それは経過時間を経験的に計測できるからです。短ければ、心拍やメロディなどを参考にして当てることができます。昔、1秒を測るのに早口で「だるまさんがころんだ」と言えばよいと習いました。行進なども役に立ちます。インターバル・タイマーが脳のなかにあるのです。では、眠っている間も時間評価はできるのでしょうか。

4 眠っているときの意識

　国立神経センターの有竹清夏さんらは、眠っている人を起こしてどのくらいの時間眠ったかを評価してもらいました。眠り始めに起こしたところ、実際の時間よりも長く、朝目が覚める前に起こしたところ、実際の時間より短く評価しました。たとえば、眠り始めの頃は「ああ、良く眠った」と思って時計を見るとまだ午前2時で2時間ほどしか眠っていなかったのに、朝方は、午前3時から7時まで時間を忘れて眠ってしまったというようなことです。これは少し不思議なのです。なぜなら、眠り始めのほうが眠りが深いので、時間が短く感じられるはずなのです。それでも、私の場合ですが、「良く眠ったなあ」と思って時計を見ると、まだ2時間しか経っていないことがしばしばで、たしかに間違いありません。

　時間評価を司る脳の部位ですが、小脳に病変のある患者では時間評価ができないので、小脳がその候補になっています。それからパーキンソン病で線条体という運動をコントロールする部位に病変があると、映画『レナードの朝』にみられるように、主観的な時間が早く流れます。1年があっという間に経ってしまいます。

　一方、海馬を手術で摘出された H. M. さんは健忘症の患者としていろいろな本に紹介され、たいへん有名ですが、「こころの時間」ともいうべき時間間隔の測定に困難をきたしていました。ある長さ、たとえば「始めます」と言って、指で机をたたき、20秒後に「終わりました」と言ってまた指でたたくという行為を真似させると、ある程度正しく真似をすることができますが、20秒以上になると、早めに終わって、実際より短く評価してしまいます。経過時間が長いと忘れてしまうわけです。また認知症の場合でも同じようになりますから、時間の流れには記憶だけでなく、注意の持続も必要です。そうすると、注意力も記憶力も低下している睡眠中に時間評価をするのは難しそうです。

とすると、考えられるのは、ときどき眠りが浅くなって、そのときに時間経過を計っていることが考えられます。たとえばレム睡眠が終了するごとに、意識していなくても、必ず少しの間目覚めます。一晩の睡眠中に途中で目覚める回数は、以前の基準ではレム睡眠直後で約4回でしたが、最近では、基準を変えると20回ほど目覚めているとされ、ここで時間のカウントが行われるのかもしれません。

 明日遠足だから朝5時に起きようと心に決めたら、本当にそうなることは多くの人が経験しているはずです。実は、なぜ決められた時刻に目が覚めるのかは、良くわかっていません。睡眠中の時間評価は難しいはずなのに、眠ってから7時間後に目覚めるということができる。不思議なことです。少なくとも朝起きたときにその日の計画などはすぐに頭に浮かぶわけですから、眠っている間にも、その考えが持続していると思われます。広島大学の池田大樹さんは、目覚める時刻を決めて眠っている人をレム睡眠に入ってから5分後

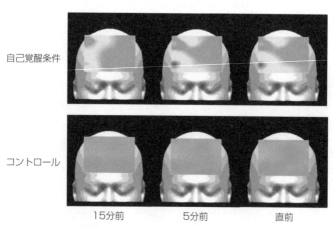

図4-8 明日朝決められた時刻に目覚めようとする場合、脳の血流は増えている。(Aritake et al., 2012 より)

に起こすと、時刻を正確に言いあてることができると報告しています。眠っている間も時刻を気にとめているのです。

目を覚まそうと思って眠ると覚醒時に上昇するストレス・ホルモンのコルチゾルが起床予定時刻1時間ほど前から、予定のない人に比べて、多めに増えることがわかっています。

国立神経センターの有竹清夏さんの実験では、自己覚醒できる被験者（図4-8上）の右の前頭前野での血流量が、起床前から次第に上昇することが観察されています。起床時刻を指示されていない被験者（下）では何の変化もみられませんでした。脳内で何かが起きているはずなのですが、まだまだ決定的な説明はつけられてはいません。将来が楽しみな「謎」です。

眠っている間の刺激

「寝言を言っている人を起こしてはいけない」と言われたことはないでしょうか？「その人の魂がどこか肉体の外で遊んでいるので、急に起こすと、魂が肉体に戻れなくなるから」というのが理由ではなかったかと思います。大丈夫、問題ありません。とくに悪夢でもみてうなされている人を起こしてあげると感謝されます。なぜ、問題がないかというと、私たちが夢の研究をするときに、眼球が速く動いている状態でゆすって起こすわけですが、それが原因になって死んだ人や病気になった人はいないからです。眠っている人が足を投げ出しているときに足を触ると足を引っ込めるし、いびきをかいている場合、触るといびきが一時的にとまります。

触ったり、あるいはゆすって起こすと、どのくらいの刺激であるか客観的にはわからないので、睡眠の研究では、音をだんだん大きくしていって、目覚めたときの音の大きさが大きければ、深い眠りと定義されています。では、目覚めない程度の小さな音は聞こえて

いないのかというと、聞こえているときと、聞こえていないときがあります。しかし聞こえていなくても、脳まで音は伝わっていて、脳のほうでは、その音や声に意味があるのかないのかを区別しているのです。他の名前で呼んでも目覚めないのに、その人の名前を呼ぶと目を覚ますことが多いのです。遠足などで朝早く起きなければならないとき、目覚まし時計は音が小さくても良く聞こえることは経験があると思います。

　眠っているときにも、脳はすべて休養しているわけではなく、必ずどこかが起きています。身の回りに危険があれば、目覚めて何らかの対応をしなければなりません。動物なら、目覚めて逃げなければ食べられてしまいます。ですから意味のある刺激には敏感に反応する必要がありますが、あまり意味のない刺激にいちいち目覚めてはいられません。そのためには、入ってきた情報が何であるのか確かめる必要があり、「これは何だ？」と調べているのです。

　では眠っているときには、外からの音は脳のなかまでたどりつくのでしょうか。このとき、脳はどのような反応をするのでしょうか。

　以下、広島大学・堀忠雄研究室での研究成果を紹介してみましょう。実験室で目覚めているときに、何か音を聞かせると、脳が反応します。とくに聞き慣れない奇妙な音だと「これは何だ？」という反応をします。ポッという音を聞かせると、脳は反応しますが、音が鼓膜をたたいてから、聞こえたと認識するまで、いろいろな地点をリレーされていくので、伝わるのに時間がかかります。代表的な遅れは0.3秒くらいです。反応というのは脳波の電位が変化することですが、このときの脳波をコンピュータで分析して、音を与えたときと与えないときの差異をみつけ出すことができます。

　音を与えたときの脳の反応は、目覚めているときと、眠っているときでは、違うということがわかってきました。ウトウトし始める

4 眠っているときの意識

とこの波がみられなくなります。それに代わって別なタイプの波があらわれてきますが、これが眠っている間の見張り番の反応なのです。たとえば、寝台車の長旅でレールのつなぎめのカタンコトンという音を聴いて眠りについてしまうとします。そこに車掌さんが来たりして異なる音が聞こえると、目覚めるか、目覚めないにしても、姿勢を変えたりします。実験室ではカタンコトンの代わりにたとえば、ポッ、ポッ、ポッ、ポッという音をアンダンテほどのリズムで与えておくと、そのうちに慣れてしまって、ポッ、ポッ、ポッ、では脳は反応しなくなります。眠り始めた状態で無意味な音を聞かせると、脳のなかまで刺激が入っていくのですが、肝心の脳の反応は小さくなってしまい、とうとう消えてしまいます。これは、音が主観的に聞こえなくなったか、何だか意味がわからない、ということです。そこにピッという異なった音を混ぜると、「これは何だ!?」という反応をします。脳波も一時的に大きく変化します。

　これまでは無意味な音を聞かせての反応でした。では、意味のある音ならどうなるでしょうか。目覚めているとき、「カクテル・パーティ効果」と言って、ガヤガヤしたところでも、電車の中でも選択的に相手の話を聞くことができるし、「聞き耳を立てる」こともできます。眠っているときにもそれができることが証明されています。

　リヨン大学のペランたちは眠っている被験者にさまざまな単語を聞かせて、脳の反応を調べました。その結果、被験者に関係のある単語には反応が大きく、関係ない単語には反応が小さいことから、単語の意味を弁別していることがわかりました。ウトウト、スヤスヤでは脳の一部は起きていて、反応しますが、意味がなければ、目覚めたりはしないで、そのまま眠り続けます。眠っている母親は自分の子どもの泣き声で目を覚ましますが、他人の子どもが泣いても

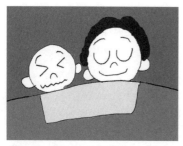
図4-9 眠っている間でも、自分に有意味な音は聞こえて、目を覚ますことができる。

目は覚めません。「これは何だ⁉」で、ちゃんと分析をしているのです。そして刺激が重要なら覚醒します。武士は刀槍や鎧のガチャガチャいう音、馬のくつわの音、蹄の音、いななきが小さくても目が覚めたと言います。

最近の研究では、音刺激は第一次と第二次聴覚野まで流れ込んで、それより上位の中枢が「起きようか、起きまいか」の判断を下すらしいことわかってきました。見たり触ったりという刺激は、まず視床で処理されてから各担当部位に配られて情報処理されるのですが、眠ってしまうと、視床がフィルターをかけてしまうので、刺激が脳の奥まで入っていかないと考えられています。ところが聴覚だけは違うようです。ヒトでは重要なことは聞こえていることがわかっています。しかし、脳のなかで何が起こっているのか、長い間わかりませんでした。そこで、サルで実験してみると、聴覚野での反応数は覚醒時の40％ほどに低下していましたが、睡眠中にもちゃんとありました。1回あたりの強さは少し弱いけれども、覚醒時と同じように反応がみられたのです。

そして前頭前野も、わずかながら機能していることも証明されました。しかし「何か音が聞こえた」と意識はされますが、すぐに忘れられてしまいます。もちろん、それに意味があれば目が覚めることになります。

4 眠っているときの意識

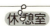

睡眠中の学習

 「眠っている間に、英語を聞いていれば、語学が上達するのではないか」という疑問があります。私は高校生のときに、米軍極東放送（Far East Network: FEN）を毎晩聞いていましたが、聞く能力は向上しませんでした。睡眠中の語学学習は不可能なのです。

 しかし、ある特別な刺激には反応できました。たとえば、1963年11月23日の明け方（現地時間22日）、眠りながら米軍極東放送を聞いていて、ケネディの暗殺を知りました。このことは、眠っていても情報に意味があるか無いかを脳が判別していたことになります。そのとき、あまりにショックな事件だったので、目覚めて意識化したことと、さらに朝のニュースで確認したので、記憶に残ったわけです。

 さて、その内容はわかったのですが、「その英語の表現を再現しなさい」と言われてもできません。それは、睡眠中では、このような情報は、意味がない場合は捨てられ、意味がある場合には映像化されるかもしれませんが、その場ですぐに消えていってしまい、記憶に残らないからです。意味だけが残ったのです。睡眠が記憶向上によいと言われているのは、目覚めているときに学習したことが睡眠中にしっかりとした長期記憶に変化するためです。

 ただ、最近こんな実験がありました。ピアノを習い始めたばかりの被験者に、短いメロディを練習してもらい、そのあとすぐに昼寝をしてもらいます。その間に同じメロディを聞かせると、聞かせない場合よりも、習ったメロディがうまく弾けるようになったとのことです。おそらく、一度でも聞き覚えのあるメロディには睡眠中にも注意が払われる結果、手指の運動に関する記憶が強化されるのでしょう。

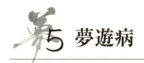 夢遊病

　眠っている人を無理矢理起こすと、寝ぼけていることがあります。周囲の状況がまったくわからないのです。旅行中にホテルに泊まって、夜中に起きてトイレに行こうとしても、自分の家と思っていますから、勝手がわからなくなっています。ややあって目が覚めて、旅行中であることに気がつくのです。これは睡眠から覚醒への移行がうまくいかないからです。

睡眠時遊行症

　夢遊病というと、「夢をみながら遊びに行く病気」という言葉のイメージがあります。魂だけではなく、身体もついて行くのです。この名前は、かつて科学的な研究法がなかった時代に、夢をみて遊行しているのだろうと想像してつけられたものです。英語では sleep walking、somnambulism、ラテン語では somnambulance で「眠っている間の（somn）歩行（ambulance）」と言います。現在では、正式には「睡眠時遊行症」と呼ばれていて、「覚醒が不完全なときの行動」なのです。

　このとき、ベッドに起き上がってじっとしていたり、周囲を歩きまわったり、冷蔵庫を開けてみたりです。目は開いていて、瞳孔も光に反応しています。もし眠っていれば、瞳孔は縮んでいるはずです。そして網膜に写る光情報は第一次視覚野から視覚連合野へ入って処理されています。ですから周囲の対象は見えているのです。そして、ちゃんと目的をもった行動をしています。はなはだしいとき

には、外へ出かけていって、また戻ってきたりします[1]。

ベルリーニのオペラ『夢遊病の女（イタリア語でLa Sonnambula）』では、主人公が村の丸木橋を渡ったりしますが、実際にもある話で、高いところにのぼったりすることもあります。この場合は声をかけないでください。目が覚めて、自分の置かれている状況がきちんと把握できていないので、転落してしまう恐れがあります。なるべく起こさずに、ベッドに誘導してあげるとよいでしょう。それから、本人が悩みますので、睡眠中の行動について教えてあげないほうがよいと言われています。いずれにしても目が覚めてから、自分のとった行動を覚えていません。

行動は覚醒していますが、このようなときの脳波を実験室で調べてみると、ゆっくりとした徐波が出ていますので、脳の一部は眠っていることになります。とはいえ、きちんと歩いていて、さらに障害物を避けることができるし、質問にも答えられる、意志の感じられる目的をもった行為をしてい

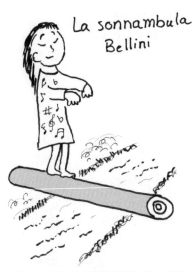

図5-1 夢遊病は睡眠時遊行症と呼ばれていて、十分な覚醒ができていない一種の覚醒障害。

---

[1] サンドニ侯爵は夢遊病が深い睡眠状態でみられるとの前出のルモワヌの指摘におおいに賛同し、夢は深い睡眠中にみられると考えましたが、残念ながら、この指摘は間違っていたようです。

るわけで、脳の別な部位は目覚めていることになります。

この「睡眠時遊行症」は、現在では、睡眠から覚醒へうまく移行しない「覚醒障害」と分類されています。そして、行為中は記憶装置がはたらいていないので、目覚めてから何も覚えていないのが普通です。脳波像と行動の乖離が起きているわけです。

眠っていても歩くことはできます。脊髄（頸髄と腰髄）には歩行パターン発生器があって、適当な刺激を受けると、たとえ皮質がなくても脳幹からの指令で歩行運動が引き起こされます。ただ、これは無目的な自動歩行なので、もう少し上位の脳のコントロールが必要です。脳がどのようにはたらいているのか現在の時点では不明ですが、脳の一部が覚醒していて、目的をもった行動をとることができています。ただし、目覚めているときのような複雑な動作をすることはできませんし、行為が記憶に残らない不完全な覚醒であることはたしかです。

眠りながら食べる

朝食は英語で breakfast、フランス語で petit déjeuner と言います。2つの語に共通しているのは fast も jeuner も絶食ということです。宗教に由来しています。それを破る（break）、やめる（dé）がついて、「絶食をやめる」のが朝食です[2]。もし、夜8時頃夕食をとると、朝7時までの11時間が絶食期間となります。眠っている間は、消費カロリーが少ないので、お腹が減らないのですが、夕食を十分とったのに、それから数時間もしないうちに台所にいって何かを食べるという病気があります。

台所で、あるいは寝室でむしゃむしゃ食べて、また眠りますが、

---

[2] フランスでは déjeuner は昼食。朝食は petit déjeuner と呼びます。

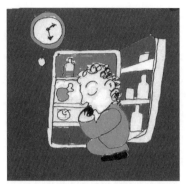
図5-2 おなじく、眠っている間に、冷蔵庫を開けて食べる場合もある。

翌朝、何も覚えていないのが特徴です。食べ残しがベッドに散らかっているのでそれと気がついたりします。4.5％の人が経験していますが、これが常習になると睡眠関連摂食障害として分類されます。常習者は人口の1％で、とくに女性です。

パリのサルペトリエール病院の睡眠外来での症例ですが、ちゃんと食べるのならともかく、CDを食べ物と混同して電子レンジに入れて破裂させてしまったり、冷凍の肉にかぶりついたり、ジャガイモにマヨネーズとコカコーラをつけて食べたり、洗剤を飲んだり、さまざまです。ガスに点火して料理を始める人もいて、火事を起こしかねない人もいます。毎晩12時に電子レンジのチンと鳴る音がするのでいぶかしく思って台所に行くと、お母さんがパンにバターをつけて食べている、この場面を目撃した息子の言によると「眼はうつろで、奇妙な感じがして、まるで酒に酔っているようだった」と報告しています。もっともショッキングなのは、横に寝ている奥さんのモモにかみついたという例が報告されていることです。

この睡眠外来の医師によると、「打ち克ちがたいほどの衝動があって、どうしてもそうせざるを得ない」病気で、それを指摘された患者も困惑する以外にないということです。一般に、欲求不満のあるときには、大食になります。ダイエット中の女性に多いのは、やはり、肥満への恐怖から、やせようと努力し、食事量を減らすこ

とでより飢餓感が増し、反動で「むちゃ食い」がみられますが、睡眠中にこの欲求が抑えられなくなると考えられています。パーソナリティ障害でもありますが、不安やうつもその原因となっています。パーソナリティ障害や不安の場合はカウンセリングが有効かと思われ、うつの場合は専門医に相談するのがよいでしょう。

夜中にセックス

以下の症例もパリの病院での話です。25歳の若者が夢遊病の悩みで来院。出張でホテルに泊まると朝になって鞄の中身が散らかっているのに気づくのですが、いったい何が起きたかわからない状態でした。彼女と旅行すると、十分セックスしてお互いに満足して眠るのですが、深く眠っている彼女のなかに彼が侵入してくることもしばしばです。朝になって、もちろん、彼は何も覚えていません。だいたい1ヶ月に1回の割合でそうなります。

これはこの彼氏ひとりだけにかぎらないので、かなりの女性が来院して悩みを打ち明けています。

なぜなら、性行為だけではなく、マスターベーションをしたり、卑猥な声をあげたり、触ったり、くすぐったりで、彼女たちが眠れないどころではなく、性的暴力もふるうからです。さらに深刻な問題は、自分の子どもに手を出してしまうことがあり、家庭内の大問題になっています。このような問題はあまり知られたくないので、昔からあったことでしょうが、報告がありませんでした。と言うわけで、最近知られるようになってきた問題なので、なぜそうなるかの理由はまだわかっていません。

続・夢遊病

「目覚めているときのような複雑な動作をすることはできません

し」と述べましたが、覚醒障害について調べているうちに、とんでもない事件がカナダとアメリカであったことを知りました。それは、1987年5月24日、午前1時半頃、カナダの23歳の青年パークが20キロメートル離れた義理の両親の家に押し入り、義父の首を絞め、義母を殴って殺した事件です。1年後に釈放されました。調査の結果、睡眠時遊行症と判明、本人に責任を問えなかったからです。

　もうひとつは、1997年1月16日にアメリカで妻を殺した事件のスコットは有罪になり、終身刑となっています。前者は学歴もなくギャンブル好きで、いつも金銭問題があり、後者は優秀な技師で管理職にあり、金銭問題は皆無でした。それにしても不公平です。カナダとアメリカで法律が違うのでこのようになったのでしょう。アメリカではフロイトの精神分析がまだ健在で、睡眠中とは言え、「心の底で（無意識に）妻を憎んでいたのだろう」との判断もあったようです。

　このような事件は稀ですが、睡眠時遊行時に暴力をふるう事件は数多く報告されています。検査をしてみると、レム睡眠中に動き出してしまう行動障害でもてんかんでもなく、脳波は徐波を示している覚醒障害なのです。睡眠時遊行は眠り始めてからの深い睡眠中に起きることが多く、スコットも午後9時半に寝ついて、午後11時前に事件を起こしています。いずれにしても、自分の引き起こした事件の記憶はありません。

　アメリカの神経内科シクラリ医師の病院では、睡眠時遊行症で入院していた64人のうち、半分以上が危険な行動をとっていました。他の病院でも同様の結果が得られています。フィラデルフィアの医師によると、暴力は遊行状態で人に会ったりすると引き起こされることが多いということです。

　睡眠中に脳がすべてお休みしているのではないことは再三述べま

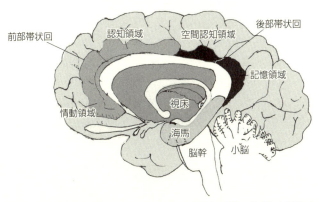

図5-3 睡眠時遊行症には、帯状回という部位（黒い部分）が関与している。

した。ではどこが起きていたのでしょうか。そこで、脳波や筋電図、心電図というさまざまな生体活動を同時に測定できる装置を患者に着けて、調べてみました。患者は、深い眠りの最中、夜中にベッドからムックリ起き上がり、目を開けましたが、表情は何かに驚いたようでした。そこで、放射線マーカーを静脈注射して、スキャナーで検査したところ、運動領と小脳の一部はもちろんのことですが、帯状回[3]の後方が活動していることがわかりました。前頭前野は眠っていました。別な病院でも同じ結果が得られています。この帯状回の後方は何をしているのでしょうか？

---

[3] 帯状回は、大脳新皮質の周辺に位置する辺縁系という系統発生的に古い脳の一部で、さまざまな行動に関与しています。海馬や扁桃核の仲間です。ヒト脳は新皮質で複雑なことを考えたり、実行したりしていますが、ヒトほど新皮質の発達していない動物では、これがメインの脳であると言えます。ですからヒト脳でもこの部位を動物脳とか本能脳と言って、新皮質の抑制がとれると、理性よりも動物的なむきだしの感情（情動）にもとづいた行動をとらせます。

脳イメージの研究では、後部帯状回は視空間認知や、それらの記憶に関与していることがわかっています。この部位が脳出血などで壊れると空間認知ができなくなります。睡眠時遊行症の場合、この部位が活動を高めていて、運動領や視床や小脳と共同して、考えなくても自動的に歩くことができますし、眼さえ見えていれば、見えている状況を知ることができるのです。前頭前野が機能していないので、理性的な判断はできません。顔や言葉の記憶に連動しますから、場合によっては、相手に暴力をふるうこともあり得るでしょう。

夜驚

眠っている子どもが、突然驚いて大きな声で泣き叫び、おそろしい夢をみたという報告がされることがあります。大人でもみられます。深い睡眠状態でおそろしい夢をみている間は、心拍はゆっくりで、目が覚めたとたんに2倍ほどに跳ね上がるのが特徴です。

内容は「大きなオバケが追いかけてきた」などの映像のある夢をみたと報告されています。おそらく「何かを見ている、恐怖を感じている」のだとしか考えられません。この状態では先に述べたように視覚野の活動が維持されているので、何か見えているはずです。現在のところ、上に述べたように情動を司る帯状回が活動しているのと、恐怖中枢である扁桃核の活動が上がっている報告はいくつかあるので、この中枢が怖い記憶を引き出して、映像化している可能性があります。

子どもの夜驚での映像や内容のほとんどが記憶には残っていません。徐波睡眠中には前頭前野などの活動が低下しているので、夢で体験した出来事やエピソードを記憶貯蔵部位に転送して記憶しておくことができない、つまり、覚えていられないためと考えられます。一方、大人の夜驚の夢の内容について調査してみると、不快、攻撃、

5 夢遊病

心配がほとんどをしめていました。

夢の内容は、動物、落下、追いかけられる、襲われるなどが多く、岡本綺堂が大正6年に『半七捕物帳』の雑誌掲載を始めたときに、この夜驚や夜泣きを題材に取り上げています。「母親が精神的に不安なときに、娘に幽霊の絵を見せたことが原因で、娘が不安から夜に怖い夢をみて、叫び出す」という筋書きで、まさに、不安と夜驚が結びついている作品です。不安は辺縁系の情動中枢、たとえばさきの帯状回や扁桃核などが深い睡眠状態で活動を高めたためでしょう。実際、最近の脳イメージングでは辺縁系の活動の高まりが報告されています。頻繁に夜驚を繰り返す子どもの脳を画像化する実験がまたれます。ただ、実験室では夜驚があまりみられなくなるので、データはとりにくいかもしれません。なぜなら、実験室では誰かがそばについているという安心感のために、不安が少ないという理由が挙げられます。

ですから、解決方法としては、まず母親の精神状態を安定させること、子どもが不安にならないように、眠っている間も交流をもっているというように説得するとともに、家庭内の不安の原因を取り除くことなどが勧められています。安易な方法である精神安定剤は使ってはいけません。そのときだけはよくても、あとあと問題が出てきます。

最近、ほかの可能性も指摘されています。頻繁に夜驚を繰り返す子どもでは、扁桃腺肥大などで呼吸が不安定なことがあり、深い睡眠状態で呼吸が止まると苦しくなって夜驚が引き起こされるという因果関係です。この場合、咽喉の障害、鼻づまりなどの呼吸障害を治療することで解決がみられています。大人でも、睡眠時の無呼吸で悪夢がみられることが報告されています。

寝言

「隣で眠っている奥さんが寝言で昔の恋人の名前を呼んだ」ので、夫が嫉妬したという内容のシャンソンをブラームスのメロディでイヴ・モンタンが歌っていました。意味がわかるほどはっきりした寝言は珍しくありません。夢の内容が反映されているのには疑いがないでしょう。では夢をみているのだからレム睡眠時に起きるのだろう、と考えがちですが、レム睡眠のときには筋肉が緩んでいるので、はっきりとはものは言えません。調子がおかしいのです。寝言はレム睡眠と徐波睡眠の両方で起きることはわかっています。人口の約3分の2が寝言を言ったことがありますが、毎晩という人は約1%です。

　徐波睡眠のときは、のどにある発語筋が抑制されていないので、目覚めているときのように、はっきりと落ち着いた物言いで、起こして聞いてみると、夢というより、映像がなく考えごとをしていたという場合が多いと報告されています。一方レム睡眠時に発語筋を記録してみると、その活動が高いときには、夢のなかで話をしていたと報告されています。つまり、レム睡眠時には発語筋に強力な抑制がかけられていて、音声として外に出ない仕組みになっているのです。

　ひとつだけ注意しなければならないことがあります。それはレム睡眠時に寝言が増えて、声が大きくなってきたときです。脳の抑制がだいぶとれてきたのです。寝言の内容が大きくて長く乱暴になってきたら、夢をみているときに現実に動き出してしまう「レム睡眠行動障害」の可能性があります。

II 夢変化

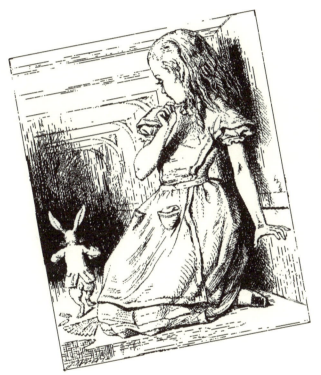

『不思議の国のアリス』の挿絵作家 J. テニエル
の描いた大きくなったアリス。

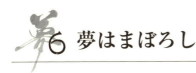
6 夢はまぼろし

「我々は眠りにおちいると薄暗い古代の影の棲家に入る。覚醒時のあの外界からは何の直接光線も照らして呉れぬ。我々は、我々自身の自覚的な意欲なしに、その部屋々々をあちこちと連れて行かれる。我々はその黴(かび)の生えた朽ち果てた階段を轉(ころ)がり落ち、神秘に満ちた奥深い所から来る不思議な音や香に附き纏はれる。我々は自分たちが意識的にはどうにもできない幻のなかを動いてゐるのだ。我々は再び日常生活の世界に浮び上って来ると、一瞬陽の光が、我々が後に閉める戸の閉ざされぬうちに、薄暗い家の中にちらっと射すやうに思はれる。そこで我々は今までなかをさ迷ってゐた部屋々々を、まざまざと垣間見るのだ。」

上に引用した文章は19世紀のイギリスの心理学者エリスの著『夢の世界』(藤島昌平訳・岩波書店)の冒頭部分です。なぜ、長々と引用したのかと読者は思われることでしょう。実はこの表現は、現代の夢の科学のすべてを言い表しているからなのです。「あの外界からは何の直接光線も照らしてはくれない」ように脳の活動は低下していますし、「我々自身の自覚的な意欲なしに」とは、我々の前頭前野の意志とは無関係に、「神秘に満ちた奥深い所(脳幹)から来る」

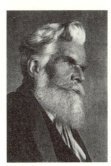

図6-1 19世紀のイギリスの心理学者エリス。『夢の世界』の作者。ほかに社会心理学の著書もある。

「(感覚連合野での)不思議な音や香に附き纏はれる」ということであり、「さ迷ってゐた部屋々々を、まざまざと垣間見る」ように夢の内容をわずかにしか想起できないからです。

対象なき知覚

さて、夢では見えたり、聞こえたりしますが、これは対象のない知覚、すなわち幻覚なのです。普通に言われている幻覚では、LSD、アルコール中毒、メスカリンなどの薬物の使用などの場合で、目覚めているときに、まぼろしをみているという自覚があります。つまり、「何か聞こえてくる、見えてきた、浮いたような感じ」がするし、その状況に応じて自分の意志で反応できます。たとえばその情景を他人に説明もできるし、絵を描くこともできます。これがいわゆる「目覚めているときの幻覚」です。

では、「夢をみているときの幻覚」や「精神疾患の幻覚」は、目覚めているときの幻覚とどこが同じで、どこが違うのでしょうか？夢をみている間は、自分が夢やまぼろしを見ているとは考えてもいません。統合失調症などの精神疾患などでも、幻聴は真実に存在するものとしてとらえられるし、被害妄想も被愛妄想であっても、被害を受けている、愛されていることを信じてやみません。病識がありません。現象に共通点が多いことから、夢と統合失調症には通底するものがあると考えられていました。違いは、夢では物語性があり、また意志の力がなくなっていて、夢をみているときには絵を描いて説明することも、口で説明することもできません。統合失調症では、そのようなことはありませんが、「させられ体験」や幻聴や被害妄想が強いことが特徴です。

レム睡眠が始まると入眠時に似た脳波があらわれます。眠りぎわ、つまり、脳の活動が下がってくるとき入眠時心像が見られる話は前

にしました。レム睡眠に入るときには脳の活動が上がってくるときですから、この状態ではまずおぼろげな心像があらわれるのでしょう。入眠時心像はとりとめもなく、はっきりともしていないことが多いのですが、寝入ってからのレム睡眠時の夢は鮮明ではっきりとしたもの、奇妙なもの、物語性のあるものが多く、また自分の自由にならないのが特徴です。これはなぜでしょうか？

「ふと思い出す」のが夢

　夢は脳の内部で作られます。そこには、目をつぶって想像するのと同じようなメカニズムがはたらいています。想像力は何もないところから、あるいはちょっとした「きっかけ」から、さまざまなイメージや考えが湧き出てくることで、多くは具体的に視覚や聴覚心像をともなうことが多いものです。

　視覚心像は、脳のなかにあらわれる映像で、見たことのある人物、モノにかぎれば、だいたい思い浮かべることができます。そして脳科学では「名前より先に映像ありき」です。なぜならば、まず外界に実物があって、脳のなかに心像ができ上がり、名前がつけられるからです。だから優先順位は「視覚イメージ」であり、「名前」は映像を呼び出す「きっかけ」にすぎません。たとえば、人物の顔などがあらわれると、よくあることですが、「あのナントカという俳優さんね、雪のなかでブランコに乗っていたし、七人のサムライにも出てきた、ほら、名前なんて言ったっけ」と横にいる人に尋ねてみると、「うん、うん、顔は出てくるんだけど、名前は出てこないなあ、そのうち出てくるでしょう」ということは日常茶飯事だと思います。つまり、映像は名前とは関係なしにあらわれてくる（言葉をもたない動物以来保存されてきた）、より原始的な知覚なのです。

　一方、小学校の同窓会のときのように、老け込んだ顔がわからな

くても、その人の名前を聞けば、顔や身振りや癖など細かいところまで思い出せる場合があります。名前が「きっかけ」となって、個人的な思い出（エピソード記憶）がひっぱり出されてくるためです。「蛙飛び込む水の音」だけでも情景がありありと浮かんできます。それには、視覚連合野がはたらいていなくてはなりません。しかし普通は、蛙でも池でも、顔でも、何かのかたちを思い浮かべようとしても、鮮明には出てくることはありません。ところが、夢のなかではモノや人物がはっきり見えてきます。目をつぶっているのに見える、これを不思議と言わずして何と言えるでしょうか。

　しかし、夢のなかで意図して何かを見ようと思っても、夢では自分の希望どおりにはことが運びません。目覚めているときの「思い出す」方式には、「自分の意志で思い出す」のと「ふと思い出す」の２つあることがわかっています。たとえば、さきほど意図的に思い出せなかった俳優の名は「志村喬」だったとふと思い出します。夢では、まず脳幹からの強い刺激が「きっかけ」となって脳内の記憶領域のどこかを活性化し、何かを「ふと思い出す」ことで、ストーリー性のある連続した映像が引き出されてくるのでしょう。その考え方は、次のような事実と関連しています。

大脳皮質の刺激

　何も対象が目の前にないのに、何かが見えたり聞こえたりする例は、ほかにもあります。大昔から、てんかんの発作では夢のような状態に入るといろいろなものが見えたり聞こえたりしていることが知られていました。19世紀の医学者ジャクソンによって、現在は、大脳皮質が発作で刺激されると、これらがあらわれてくることがわかってきました。

　重篤なてんかんの発生部位を壊す手術をするときに、脳のさまざ

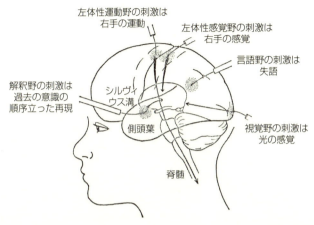

図 6-2 カナダの脳外科医ペンフィールドによる、大脳皮質の微弱電流による刺激実験。刺激によってさまざまな回想があらわれる。微弱電流の代わりに脳幹からの刺激で鮮明な夢があらわれると考えられる。(ペンフィールド, 1977)

まな部位を刺激してみて、患者が「いつものような夢のような状態になった」と告げれば、病巣に近づいたことになり、病巣を切除します。他の正常な部位を壊すことがないように、側頭葉のいろいろな部位を弱い電気で刺激してみると、そのときに、患者の過去の経験、記憶が映画を観ているようにフラッシュバックして、いろいろなかたちであらわれてくることがわかりました(図6-2)。

てんかんの病巣が視覚に関する領域にあると、発作時に何かが見えてきます。発作の範囲が視覚連合野まで拡がると、さらに複雑なかたちが見えてきますが、側頭葉にまで拡がってくると、発作が「きっかけ」となって、記憶からいろいろなものが引き出されてきて、ストーリーのある夢をみているような奇妙な気分になります。

カナダの脳外科医ペンフィールドの記述を、塚田裕三・山河宏訳で以下に紹介してみましょう。

「何か聞こえました、何かはわかりませんが」

（予告なしに刺激が繰り返された）「はい、先生、母親がどこかにいる小さな男の子を呼んでいるのが聞こえたように思います。何年も前にあった出来事のような気がしました」もっと詳しく、という求めに彼女はこうこたえた。

「今住んでいる近所の誰かでした」そして彼女自身は、「声が良く聞こえるくらい近くにいました」

「はい。どこか川のほうで声がするのを聞きました。… 男の人と女の人が呼んでいる声です … 川が見えたように思います」

「ほんのちょっとの間自分がよく知っている場所にいるような気がして、それから、すぐ後で起こることは何でもわかるような気がしました」

（先端を除いて絶縁された針状電極がシルヴィウス溝の奥へ、すなわち側頭葉の上方表面へ挿入され、電流のスイッチが入れられた）

「おお、いつも発作のときに見る場面ですわ！ どこかの事務所の中で、机がいくつか見えました。私はそこにいて、誰かが私を呼んでいました。男の人で、手に鉛筆を持って机にもたれていました」

私は、刺激を加えると予告しておいて、そうせずに、どんな反応があったかを彼女にたずねた。「何も感じませんでした」と彼女はこたえた。

（予告なしに刺激が加えられた）「ちょっとした思い出が心に浮かびました。劇の一場面です。みんなでおしゃべりをしているのが見えました。私は思い出のなかでそれを目の前に見ていました」

1963年の『Brain』の原著にあたってみると（図6-3）、69例について以下のようにさまざまな部位を刺激していろいろな異なる結果が得られています。部位によって見える、聞こえる、見えて聞こえ

6 夢はまぼろし

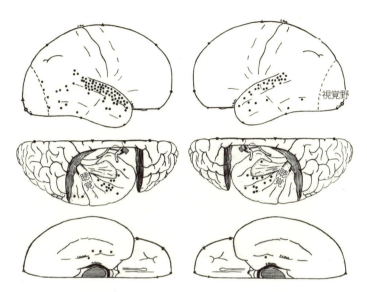

図 6-3　解釈領の刺激は過去の意識の秩序だった再現。刺激部位が側頭葉に限局されると「夢のような感じ」があらわれやすい。(Penfield & Perot, 1963)

るなどの報告がありました。そして、ある程度まとまった「物語」が得られています。

そのうち、とくに夢と関係のありそうな報告は次のようです。

20歳からの発作がある29歳の女性。「どこからか私のほうに何かがやってくる」「発作のときと同じ夢のよう。」別な部位を刺激している間、応答はなく、そのあと「見えている光景はさっきのと違っていて、何人かの人々がいました、断言できませんけれど、発作のときと同じでした。」「お医者さんの手は見えましたけれど、同時に現実と夢の世界が見えたのです。」少し刺激部位をずらすと「ちょっと待って、何かが閃めいたわ、夢を見ているようです。」

海馬を含む側頭葉からは自分自身と過去における自分自身の体験が引き出されて、過去の経験を現在に再現して現在の状況が解釈されます。ただし、過去の体験がそのままのかたちであらわれるのではなくて、他の体験と混じったり、実際には経験しなかったことも多く入っています。見知らぬ人が出てきたり、見知らぬ情景のなかにいたりします。反対に、なかったことがあったかのように認識される（デジャビュ・既視感、89ページ）ので、ある意味で夢に似ています。

　他の報告例では、覚醒中の脳で側頭葉以外を刺激した場合、夢見心地になるのは扁桃核で45％、海馬で37.5％でした。個人的な思い出の出現が多いのは、これらの刺激が脳全体に拡がるためと思われます。それと同じように、睡眠中に夢をみる状態に入ると、皮質の活動性が上がってきて、同時に、脳幹からの強い信号が視床と皮質を不規則に刺激するので、モノが見えてくるし、見えるという意識もでき上がってきます。これが、レム睡眠中に「夢をみる仕組み」であると説明されています。

レム睡眠と側頭葉

　夢で何かが見える、聞こえる、感じるという事実から、おそらく、脳の内部で何かが大脳皮質を刺激しているのだろう、という仮説が引き出されてきました。人間で急速眼球運動が発見された後、動物でも同じ急速眼球運動現象がみつかってから、研究は急速に進歩しました。レム睡眠中には脳幹から2種類の刺激が出ます。ひとつは持続的、もうひとつは断続的です。持続した刺激は絶えず大脳を刺激して、不完全ながら覚醒水準を上昇させます。もうひとつの断続的な刺激はPGO刺激[1]と呼ばれる、ときどき、あるいはいくつかが続けて連発するような不規則な信号で、視床を介して、あるいは

6 夢はまぼろし

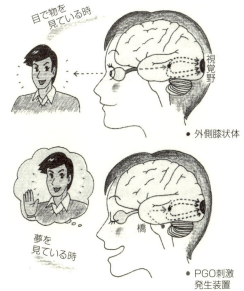

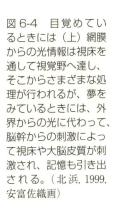

図6-4 目覚めているときには（上）網膜からの光情報は視床を通して視覚野へ達し、そこからさまざまな処理が行われるが、夢をみているときには、外界からの光に代わって、脳幹からの刺激によって視床や大脳皮質が刺激され、記憶も引き出される。（北浜, 1999, 安富佐織画）

直接に大脳皮質を刺激していることがわかってきました。

図6-4にみられるように、目覚めているときには、外界からの刺激は網膜から視床を介して視覚野にいきます。レム睡眠時には、網膜からの信号はなく、脳幹からの信号がそれにとって代わるのです。

図2-9（21ページ）に戻ってみましょう。大脳皮質では、とくに視覚回路や、海馬や側頭葉が、持続的にあるいは断続的に刺激されると、過去の体験が記憶から引き出されて、視覚回路にビジュアルに再構成されます。また、聴覚回路が刺激されると声や音楽が聞こ

---

[1] 脳幹の橋（pons）から視床の外側膝状体（lateral geniculate body）を経て、後頭葉（occipital cortex）に達する刺激。頭文字をとってPGO刺激と呼ばれる。

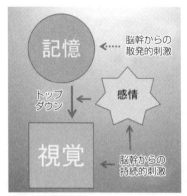

図6-5 夢をみているときには、記憶部位からの情報が視覚化される。感情に支配される場合もある。

えてきます。そして扁桃核が刺激されると内容は情動的な色彩を帯びてきます。したがって、夢では何かが見えたり、聞こえたり、過去の体験があらわれたり、嬉しかったり、怖かったりの感情が出てくるわけです。

しかし、何かを見ようと思っても、聞こうと思っても、夢では、自分の想像したとおり、ことが運びません。それには「思い出す」方式には、さきほど説明したとおり「自分の意志で思い出す」のと「ふと思い出す」の2つあることが関係しているのです。ひとつは積極的に記憶を引き出そうとし、もうひとつは受動的に回想することです。

夢をみているときには、外界からの情報はなく、前頭前野のはたらきも低下していて意志の力で思い出が出てこないので、意識的な回想はなく、図6-5のように脳幹からのPGO刺激で受動的に「海馬」や「側頭葉」の記憶部位がはたらいて、次々に（ふと思い出されるような）視覚イメージや聴覚イメージが浮かんでくると考えられます。もちろん、感情に味つけされています。

ただ、PGO刺激がなくては夢はみられない、ということではありません。入眠時心像や夜驚のように、浅い睡眠から深い睡眠までイメージは出現しています。PGO刺激があれば、夢はより鮮明に、より複雑に、かつある程度思い出すことができるという意味なのです。

休憩室

夢という文字

　書道の大家の榊莫山の著書を読んでいたら、夢は『梦』とも書くと書いてあったので、早速調べてみました。夢は「夕」の部にはいっています。「夕」は月の形をかたどったもので、夕の上の部分は「くらい」と言う意味ですから、夢のもともとの意味は「くらい、あきらかでない」という意味ということです。さらに尸や己が夕の上についたものもユメと読ませています。書道字典（角川書店）を引くと、夢という文字の原型となっているユメに相当する甲骨文字は、下図の左端のようです。その右にある篆書で現在の夢と同じになります。さらにうかんむり（屋根）がついて、家の中の寝台で夢をみているような漢字があります。

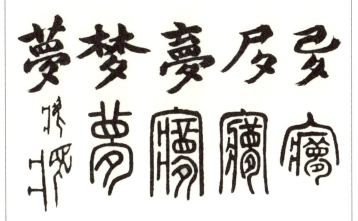

図 6-6　いろいろな『夢』の漢字。（閑古堂夢邦遊山人臨書）

7 目を閉じていても、ものが見える

　平安時代、多くの人々は妖怪や祟りを本気で信じていました。夢に出てくる化け物が本当に存在すると思っていたのでしょう。図7-1は江戸時代の絵師鳥山石燕の手になる鵺です。あまりに有名なので、浮世絵師の歌川國芳も月岡芳年も競って手がけているほどの妖怪で、サルの顔、タヌキあるいは虎の胴体、ヘビの尻尾をもっています。御所に夜な夜なあらわれ気味の悪い鳴き声を出して天皇を悩ませたの

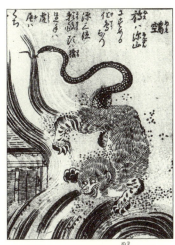

図7-1　鳥山石燕の鵺の図。

で、源頼政がこれを退治したということです。

　心理学者の宮城音弥の著書『夢』によると、ヌエは四つの動物の合成像（あるいは混合像）で、覚醒時にバラバラに見た像が写真を重ね合わせたように結合している、または「連想」によって、関係のあるものが次々に接近連合するので、夢のなかでもこの作用がある、と説明しています。精神分析用語では「膠着」と呼んでいます。膠着しているのはほかにも、頭がヒト、体がライオンのスフィンクスがいます。

　サンドニ侯爵は「もしあなたが幻灯機のスライドの1枚目が引き

出されないうちに2枚目のスライドを差し込んだら、2枚が並んで見られる場合と、2枚が重なって見られる場合がある。重なっているのなら、ひとりの人物に4本ずつの手足が生えているのが見られるでしょう」と述べています。

奇妙な夢

最近の夢の報告から紹介してみましょう。イタリアはボローニャ大学の心理学者チコニャの実験室で眠ってもらった学生がみた827例の夢を分析した、「夢の内容の形の奇妙さとサイズの奇妙さ」についての研究結果です。寝入りばなの夢230例、レム睡眠時の夢391例、徐波睡眠中の夢206例で、奇妙さは寝入りばなが約30％で、レム睡眠時には50％にのぼりました。そのなかでも、形あるいはサイズの奇妙さは10％ずつになります。

【形の奇妙さ】
・犬のような動物がいましたが、怪物のように見えました。が、毛が生えておらず、歯が異様に大きくて・・・。
・車椅子のなかに大勢の人が乗っていました、まるでケーブルカーのように・・・。
・夫が白黒の写真をとるカメラを手にもっていますが、奇妙な形で、鍵束のようでした。
・友達と車に鞄を詰め込んでいたら、鞄は屍体になってしまいました。
・彼が入ってきたとき、3つの顔が順ぐりに変わっていきました。
・マッサージをするときに使うクリームは本の格好をしていて、本棚から取り出すとクリームになるのです。

7 目を閉じていても、ものが見える

【サイズの奇妙さ】

・背負っているリュックが馬鹿でかくなってきて、人ひとりが十分入れるほどになりました。その中を覗くと、ビデオカメラがあって、自分を撮影しているようでした。

・トカゲが足下に貼り付けいてきました。だんだん大きくなってきて、ワニになってしまいました。

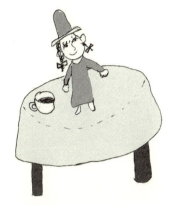

図 7-2 小さな人形は本物の人間だった。

・病院のインターンとしてはたらいていると、入り口をふさいでしまうほどのとても大きな人が見えました。輪郭だけで細かいところはわかりませんでした。

・長い長い長いヘビがのたくっていました。まるで写真を見ているようでした。

・小さなバスケットに中に普通のサイズの馬が入っていたかと思うと、今度は親子と思われる 10 匹ほどのネコが入っていて、こんな狭いところでかわいそうだと思いました。

・部屋の真ん中にあるテーブルの上に人形がありました。よく見ると亜麻色の髪の本物の人間だったのです。顔を見合わせると、彼女は身体をこわばらせて、もとの人形に戻ろうとしました（図 7-2）。

夢の精神分析ではどのように解釈するのでしょうか？ 現在の認知心理学ではどうのように説明するのでしょうか？ その前に、目覚めているときのものの見え方について少し説明しておきましょう。

ものを見て、それが何だかわかること（認知活動）

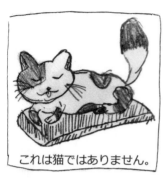

図7-3 猫の絵ですが、「これは猫ではありません」。

「これはパイプではない」というマグリットの有名なパイプを描いた絵があります。そのパロディで猫の絵を描いてみました（図7-3）。どう見ても猫にしか見えないのですが、まさしく、猫ではありません。紙に塗りつけられた絵の具にすぎないのです。しかし、この絵を見た者は誰だって、猫の絵だと思います。なぜなら、脳は網膜に写って入ってきた猫のイメージは、自分の過去の記憶と照らし合わせて、猫だと認めるからで、それはすでにただの絵の具ではなくなっているのです。つまり、意味がつけられているわけです。

では、夢のなかに猫が出てきたら、いったい、本当は何なのでしょう？ 頭のなかには猫などあるはずもありません。神経活動のあらわれにすぎない、と言えるかもしれません。しかし、夢のなかでは、何の批判もなくすなおに猫と思うのです。それはすでに、意味づけされた形態として認知されているからなのです。さて、脳の中では外界の物体がどのように認知されるのでしょうか？

ものの見え方

目覚めているときに、家族や友人の顔とか、あるいは建物とかを想像してみても、はっきりとは見えるわけではありません。それが、夢では、目を閉じているのに、はっきりと、鮮明にものが見えます

7 目を閉じていても、ものが見える

が、これは不思議なことだとは思いませんか？

ヒトは主として視覚に頼って生きている動物です。脳のなかで、視覚に関与する大脳皮質はとても広くとられています。ですから、夢は、普通、「夢を見る」というように視覚的なものです。

私たちが「ものを見る」というときには、脳がはたらいて「ものが見える」わけです。どのように脳のなかで見えるかは、長い間わからなかったのですが、1960年以降少しずつ解明されてきました。見えたものの像が脳のなかに、それも後頭葉の視覚野に明るく映写されると考えたいのですが、実際はそうではなく、光は網膜に達すると電気信号に変えられてしまいますから、脳のなかは真っ暗です。ちょうどデジカメの素子上に写った像が電気信号に変えられて処理されるのに似ています。

図7-4にあるように、視覚信号は視床でリレーされて、第一次視覚野へたどりつきますが、そこで要素に分解されてしまいます。分解された要素は脳の前方に進んで側頭葉や頭頂葉にひろがる視覚連

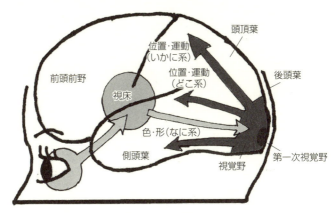

図7-4 外界から入った視覚情報は視覚野で分解されて、さらに高次の中枢でそれぞれ処理され、最後に脳のどこかで再構成される。

合野（図2-7、19ページ参照）というさらに高次の中枢によって、それぞれ処理されます。たとえば、色や形は腹側に、動きは背側の頭頂葉のほうへ、またどこにいるといった位置情報は2つの間を、それぞれ前のほうに進んでいくうちに処理されます。そして、脳のどこかで混じりあって統合され、見えるものが何であるかがわかり、位置がわかり、どう動いていくかわかることになります。この作業が一瞬にしてできるのはおどろきです。

　食べた豚肉や牛肉が、胃や腸で消化されてから、自分のタンパク質として身体を構成するように、脳のなかに入ってきた感覚刺激も一度分解されて、再構成されていき、最後にその人なりのものの見方、認知として成立するのです。だから、同じチューリップを見ていても、太郎さんと花子さん、二郎さんとでは、見え方はまったく同じというわけではありません。人それぞれで、色の感受性も違うし、興味の持ち方も違います。主観も入ります。たとえば、過去の記憶と比べたとき、あの頃、花をもらって嬉しかったから大好き、だから、とてもきれいに見える、などの感情も入ってきます。

　さまざまな視覚情報が記憶に蓄積されるのですが、ほとんどの場合、色や形そのものが純粋に記憶されるわけではなくて、このように、何らかの体験に付随して蓄えられます。たとえば、あのときに着ていた服の色、型、そのときに見た風景、歩き方、座り方、一緒にいた人などや感情が、全体として記憶に入ります。

　そしてこれらの視覚体験をもとにして、私たちは生きています。たとえば、駅を歩いていると数百人以上の多くの知らない人が歩いています。数百人以上の多くの顔を無視して切り捨てて、脳のなかにデータとしては残していません。もしどこかでそのうちの誰かに2度目にあったとしても、脳のなかに記憶として存在しないので、その誰かはあくまでも知らない人なのです。しかし、大勢のなかに

7 目を閉じていても、ものが見える

友達がいれば、その顔をぱっと見分けることができます。友達の場合は、自分の記憶のなかの友達の顔、表情、体型、話し方、歩き方、座り方、などのイメージと実際のイメージが一致するので、瞬時に認識できるのです[1]。

反対もあります。50人のクラスで知らない人が1人いてもすぐわかります。これも、記憶のイメージに一致しないからわかるのです。人間の顔だけではありません。見覚えがあって関心のある物なら何でも覚えていますから、その数はちょっと数えられません。このように、脳は素晴らしい能力をもっているのです。そして夢の中でも膨大な記憶が引き出されてきます。

先日の朝3時頃の夢で、十円硬貨の裏のデザインの、平等院の細かいところまで見えたので、すぐにメモしました（朝、そのメモがなければ思い出さなかったでしょう）。今、想像してもそれほどの細かさでは出てきません。サンドニ侯爵も、夢のなかで細かい部分を観察して、「… 絵にかいたような跳ね橋のところまで足を踏み入れて、眠っている間に大から小まで一切合切を念入りに調べてみたのだった。ゴシックの円天井、彫刻された石、馬蹄、ひびの入った壁などなど … すべてのものを自分の細心さに酔いながら心眼に写し取ったのだった。」と述べています。ということは、脳のどこかに、この細かな情報がしまわれているはずなのです。でも目覚めているときにはそれを引き出せません。それに生まれてこの方、見たものすべてが、細部にわたってしまわれているとしたら、その情報量はたいへんなものになります。そんなことがあり得るのでしょ

---

[1]「はじめて見るのか」、「以前見たことがあるのか」は嗅皮質が外から流入してくる外部情報と、記憶として蓄えられた内部情報とをつねに比較して判断しています。この部位のはたらきが一時的に悪くなると「以前見たことがないのに、見たような気がする既視感（déja-vu）」が起こります。

うか？ そこのところはまだわかっていません。

想像すること

　話を戻しましょう。目覚めているとき、目の前にないものを、想像によって見ることができます。想像するのは、字のとおり、「像を想う」ことで、普通は意図的にものごとを思い浮かべることです。ですから前頭前野が思い出そうと努力します。うまくいかなければ「度忘れ」して、イメージが出てきません。

　目覚めているときには、目を開けていると、外からの刺激が多くて、想像が邪魔されます。眼を閉じて想像しても、もちろん、漠然としたイメージが出てくるにすぎません。頭のなかでチューリップの花を思い浮かべるとしましょう（図7-5）。イメージを記憶からたどって探し出すとします。たとえば皆さんは思い出すときには部分をひとつひとつ、色は何だったかな？とか形は？とか、と組み立てていくでしょう。でも、全部を思い出すわけではなく、だいたいのイメージを思い出せるだけです[2]。

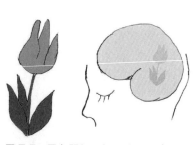

図7-5　目を閉じても、イメージは形成されるが、はっきりしていない。夢の場合ははっきり見える。

　チューリップの花がぼんやり見えたとします。それは前頭前野の意思によって、色、肌触り、匂い、揺れ具合など個別のいろいろな情報が記憶から引き出されて、それからそれぞれの情報を

---

[2] もし、想像ではっきり見えたら、現実の世界との混乱が引き起こされるでしょう。そうならないように抑制がしっかりとかかっているのです。

7 目を閉じていても、ものが見える

担当する部位がはたらき、感覚連合野を使って脳のどこかで全体が再構成されるからです（図7-4の分業経路参照）。つまり、目をつぶると外界からの刺激はありませんが、前頭前野がイメージを記憶からひっぱり出すという上からの情報の流れがあって、目を開けているときと同じ脳部分が使われて、ものが想像されます（図3-5、32ページ）。

夢をみている場合は、外界からの刺激がないだけではなく、さらに前頭前野の一部もお休みをしているので、記憶をひっぱり出すことができません。その代わりに脳幹からの刺激が記憶を引き出してきて、イメージを「ふと」つくります（図2-9、21ページ）。

このように夢の場合、意志の力がはたらかない状態ですので、意図的ではなく、「偶然」、脳内にあらわれたものを目の前にあらわれたかのように見るということになります。

実際に脳のどの部分が働いているかを調べてみると、次のようになります。目を閉じて思い出しているときには、視覚に関連する部位が活動水準を上げます。寝入ってもまだ視覚野の活動が低下していないことがわかっていますから、入眠時幻覚が見えるのでした（23ページ）。

夢の場合も、脳のグルコース使用量を測って活動量をみると、視覚回路の活動が覚醒時に目を閉じている場合よりも高いことがわかりました（図7-6A）。ですから、レム睡眠時にはより鮮明な像が見られるわけです。

この状態では、脳幹にあるレム睡眠発生部位が活動を上げ、視覚連合野をふくむ脳内の視覚回路（以下視覚回路）全体の活動を上げています（図7-6B）。そして、脳幹から偶発的に派生するPGO刺激が、記憶野を刺激すると、過去の情景が見えてくると考えられています（図2-9、図6-4）。ただし、脳全体の働きが不完全ですので、

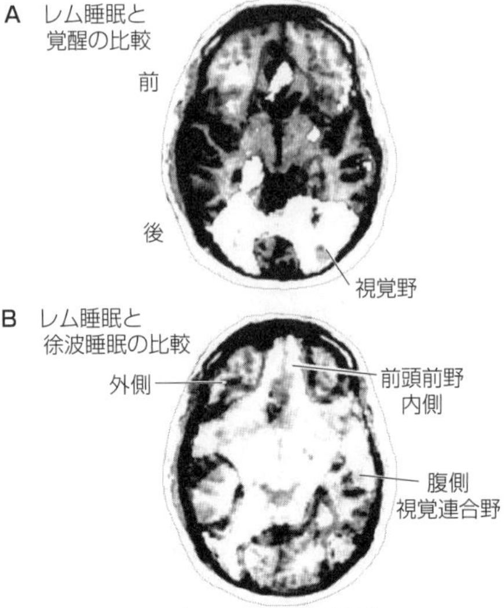

A レム睡眠と覚醒の比較

前

後

視覚野

B レム睡眠と徐波睡眠の比較

外側　前頭前野内側

腹側視覚連合野

図 7-6A　レム睡眠時の脳の活動量から覚醒時の脳の活動量を引き算すると、視覚野に差がみられる。つまり、レム睡眠時の方が覚醒時より視覚野が興奮している（明るい部分）。

図 7-6B　レム睡眠時の脳の活動量から徐波睡眠醒時の脳の活動量を引き算した結果。腹側の視覚連合野、内側部前頭前野の活動水準は、覚醒と徐波睡眠の間くらい（明るい部分）。

(Braun et al., 1998)

いろいろ不思議なことが見えてくるのです。たとえば、自発性や判断に必要な前頭前野の一部は眠っていますから（図7-6B）、意思を発揮できず、なにかが見えてもまとまりをつけることができません（図2-8、20ページ）。

失明者は夢でものが見える？

　後天的失明の場合は、夢では視覚像を見ることができます。視覚記憶があり、視覚回路が健全に残っているので物が見えるのです。一方、5歳以前に失明した場合は、夢に視覚像が出てこないことが知られています。それはなぜでしょうか。

　東京大学の鳥居修晃さんと望月登志子さんの研究によると、先天性白内障で、生まれたときから明るさや色彩はわかっても映像が何

7 目を閉じていても、ものが見える

であるのかを知らない人が、15歳で開眼手術を受けて、包帯をとったとき、黄色の鶴の折り紙を見せられて、「形は見えなかったけれど黄色はわかりました」と答え、5歳のとき角膜炎で失明した人は20歳代後半で開眼手術を受けたあと、机を見て「何かあることはわかるけれど、机とはわからない」と答えています。つまり、脳のなかに折り紙や机として形を認知する回路ができていなかったのです。その後次第に形が認識ができるといいのですが、実際は、いつまで経っても、認識できませんでした。5歳までにできるはずの、形に対する視覚回路が作られなかったことが決定的でした。

5歳以前に失明した人の場合は、上に説明したように、視覚回路が形成されていないので、レム睡眠時に脳幹からの刺激によって大脳皮質が活性化されても、映像はあらわれてきません。先天性無眼球症の患者では、明るさも色彩も映像も体験しないので、聞こえたり、触ったりの夢となります。ただ、他のさまざまな感覚で外界の世界を認知しています。とくに触覚、聴覚、筋肉の動き、匂い、温度などで、視覚の足りない部分を補っていますから、立体感覚は正常で、粘土で人形を作れるのはもちろんのこと、晴眼者のように絵も描けるのです。

5〜7歳まで目が見えていた人が失明した場合、視覚回路がすでにつくられているので、目覚めているときには外界の物が見えなくても、夢をみているときにかぎって、記憶野や視覚回路が刺激されて過去に取り入れた映像があらわれます。より長い間見えていた人のほうがそれだけ視覚回路がしっかりしていますから、ありありと見えるはずです。より発達した視覚回路がレム睡眠時の脳幹からの刺激によって活性化されるからです。

この場合、失明してから数年間は鮮明な映像がレム睡眠中にみられますが、失明状態での経験が増加するにつれて、次第に映像があ

らわれる頻度が減少します。これは、失明後の経験内容が記憶野に増えてくるからです。

また、視覚連合野を含む視覚系が痛んでいて、目覚めている間に視覚的に何かを思い出すことができない場合、夢でも何も見えてきません（図7-7）。たとえば脳梗塞や交通外傷などで視覚回路に重い障害を受けた患者の場合では、夢に映像が出なくなることがあります。このような人は、外界の物は見えても、想像で映像が出てくることはありません。家族の顔も友人の顔も景色も脳裏に浮かんでこないのです。想像や夢で映像があらわれてくるためには、正常な視覚回路が必要なのです。

夢に映像が出てこないというこのような患者のいることを、19世紀末にフランスの医学者シャルコーが報告しています。この患者は目覚めている間、ものは見えても、子どもの顔も妻の顔もふだんの身の回りの品々も、何も思い浮かべることができなくなりました。その後ウィルブランドは、いつも映画のような夢を数多く見ていたG嬢が、両側の後頭葉と側頭葉に梗塞をきたして以来、夢に映像が出てこなくなってしまった、と報告しています。夢では声が聞こえるだけで、映像は出てきません[3]。

したがって、脳のどこかの部位が損傷した

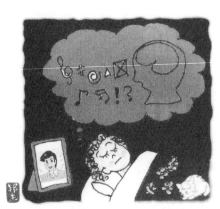

図7-7　夢では声は聞こえても、姿が見えないときがある。「声はすれども、姿は見えず、ほんにお前は …」

7 目を閉じていても、ものが見える

り、活動が低下したりすると、「見れども見えず」で見ているものが何だかわからなくなります。あとで説明するように、たとえば色を分析する部位が壊れると色が見えなくなります。頭頂葉の具合が少々悪いと、人物がこびとや巨人に見えたりしますし、モノが動いて見えないときがあります。突然、ある場所から別な場所に移動したように見えるのです(【休憩室】〔96ページ〕参照)。

夢のなかのイメージ —— かたち

さて、夢を見ているときには、そのイメージは、目覚めているときよりもはっきり鮮明に見えるのですが、どこかおかしいことがあります。冒頭の夢に見えたように、こびとが見える、数が合わない、色が鮮やかすぎる、その反対にモノクロだったりします。さらには、知らない人の顔が見えてきます、はじめて見る情景のなかにたたずんでいたり、知らない歌が聞こえてくることもあります。さらに神さまのお告げが聞こえる、など数え切れません。この場合、脳のはたらきが均質ではない状態ですし、脳のどこに刺激がいくかもわからないからです。またまとめ役の前頭前野がお休みをしているので、視覚連合野でまとまりのない不可思議なイメージが構成されてもコントロールすることができません。

これは、眠って夢をみている間の脳のはたらきが低下して、各部分部分の統一性が失われてしまったからと考えられるでしょう。ちょうど、オーケストラの各パートのうち、誰かが必要なときに演

---

[3] これらの症候を示す数多くの患者の例をロンドンの神経科医ソームスが集めて、脳のどの部分に異常があるとどのようになるかを報告しています。健常人の夢でも、相手の声は聞こえるけれど、顔が出てこないことがありますが、これは、一過性に視覚回路の一部がはたらかなくなっているからかもしれません(105ページ)。

奏しないと、奇妙な音楽になってしまうのと同じ、と考えてもらえば、わかりやすいと思います（図 1-4、8 ページ）。次の章で様々な例について紹介して説明してみましょう。

休憩室

こびとの出てくる夢

杉田玄白らが苦心のすえ、ヨハン・アダムス・クルムスの著書を『解體新書』として出版したことは、『蘭学事始』に述べられています。その訳に加わったのが桂川家の 4 代目甫周です。その娘のみねが当時の様子を、しみじみとした文章で語るのが『名ごりの夢』（平凡社, 1963）で、ここにさまざまなことが述べられていますが、そのなかでも名文と思われるのがチーバカマです。

　ある晩のこと、お能があったあとと見えまして、ひろいひろいお座敷、十二双ぐらいの金屏風でとりかこみ、公方さまは脇息にもたれて、さも御こころよげにうとうとといねむりを遊ばしていらっしゃいました。
　夜はしんしんとして更けわたり、いわゆる草木もねむる丑三つごろ、どこからかチャカポコチャカポコと鼓の音がして参ります。はて何だと御覧になりますと、幾十畳もあるたたみのへりから、あちらからもこちらからも総丈一寸ばかりの人形がぴょこりぴょこり一人いで二人で数かぎりなく出て参ります。
　はてなとよくよく見ると、烏帽子装束狩衣姿に鼓をもつものもあり、笛をにぎるものもあり、一人一人に可愛い金づくりの舞扇を手にして

　　　　チーチーチーバカマ（小、小、小袴）

チーカリギヌニチーヱボシ（小狩衣に小烏帽子）
ヨーモフーケテソーローニ（夜も更けて候に）
カッポンカッポンカッポンポン

と太鼓小鼓でおどっています。右に行き左に行き、舞い進みながらすり足でそろりそろりとお衿のそばまでもよってくる、拍子にあわせてすすみゆくけしきのいとものどかにおく床しい舞いすがた、まばゆいような金扇のひらめきに公方様はしばし見とれておられましたが、おや今日のお能は終わったはずだがなとお気がつくとたん、とのいのもののやってくるぼんぼりの灯に今までの姿も音もぱあっと消え、春の夢は醒めてあとにのこるのは賑やかなあとの一沫のさびしさでございました。

今泉みねのこの一文は、どこも手を抜けないよい調子で、省略すると壊れてしまいそうなだけではなく、意味がとれなくなる文体な

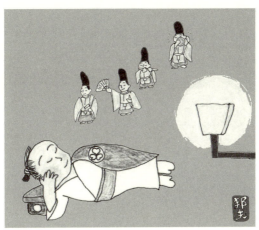

図 7-8　将軍さまが夢をみる。

ので、そのまま、お伝えすることにしました。前述のとおり、彼女の父親である7代目甫周はその頃将軍の奥医師であり、みねは彼からその話を聞いたと思われます。

　公方さまの居眠りの夢のなかにこびとがあらわれて謡い踊るのですが、同じようにルイス・キャロルの『不思議の国のアリス』でも、夢のなかで主人公が大きくなったり小さくなったりします。作者のキャロルは頭痛もちでこびとが実際に見えたとのことです。それでものが小さく見える症状は「不思議の国のアリス症候群」と名づけられています。こびとは多くの人の夢のなかによく出てくるのですが、その理由はよくわかっていません。夢のなかでは視覚回路の活動にむらが出て、形や空間の認知機能を担当する脳の活動部位が一過性に変調をきたした可能性があります。

　実際、ウィルス感染によって、ものが小さく見える小視症（micropsia）を訴える12歳の坊やの脳を調べてみて、第一次視覚野と外線条皮質の活動の低下、反対に頭頂葉の機能亢進が知られています。頭頂葉は空間認知や運動認知に重要な部位です。普通は遠くに見える対象が小さく見えたり、遠ざかる対象は小さくなっていくのですが、空間認知がうまくいかないと、遠くの背景に近くにいる人間がはめ込まれれば、巨人に、その反対ならばこびとに見えてしまうのかもしれません（図7-2）。

8 色つきの夢 ── 文字が読めない

　夢でいちばん気になるのが視覚です。「夢を見る」という具合に、人間のような視覚動物の場合、夢には視覚が大きな役割を果たしているからです。そして昔から大論争になっていたのは、夢に色がついているかどうか、でした。

　アリストテレス、デカルト、フロイトは「夢には色がある」と述べています。1859 年生まれのエリスは何人かの例を挙げつつ、「多くの人の夢に色彩のあらわれることは稀である」と主張しています。そして、「我々が普通夢を記録するのは一枚の写真を記憶するようなものであるらしい。… 略 … あるとしても淡彩画の記憶という程度である」と述べています。

日本文学の夢

　万葉集では、夢は「イメ」で、「寐目」と書いて文字どおり「寝ているときに目に映るもの」の意味でした。夢の内容を歌ったものが多く、歌人の石上幸作さんが数えたところでは、105 歌あり、そのうち標題、題詞にのみ夢が含まれるものを除けば 84 歌ありました。それをたよりに、私が調べてみると、直接に色彩のある夢の歌は以下のひとつだけでした。

　　山吹の　にほえる妹が　はねず色　赤裳の姿　夢に見えつつ
　　　　　　　　　　　　　　　　　　　　　　　　（巻十一の二七八六）

はねず色は朱華色、あるいは唐棣色と書きます。白味を帯びた赤、淡紅色で、その色が夢に見えたという歌です。
　松本淳治、堀忠雄に詳しい紹介があります。彼らの説によると、古代の人々はおおらかに自然に色彩をうたいあげていたと言います。しかし、夢(いめ)という単語がある歌は数多くあっても、しろたえ(白妙)とぬばたま(黒)をはずすと、色彩夢を直接歌っているものは、はねず色のほかにないのです。たとえば、

　思ふらむ　その人なれや　ぬばたまの　夜毎に君が　夢にし見ゆる
　　　　　　　　　　　　　　　　　　　　　　　　(巻十一の二五六九)

夜の暗さを歌っているのはよくわかりますが、専門家によると、ぬばたまは、黒や夜、暗、夢にかかる枕詞で、とくに黒という色彩を歌っているのではないということです。その思う人の着ている衣裳に色がついていても表現しなかったか、関心がなかったのか、ついていなかったかは、この歌からだけではわかりません。おそらく、色がついているのが普通なので、わざわざ色彩の話をする意識はなかったのだろうと思われます。たとえば、

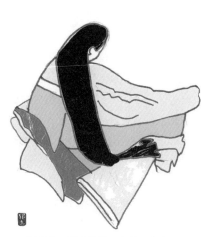

図8-1　平安時代の女性の夢は？

摺り衣　着りと夢見つ　うつつには　いずれの人の　言か繁けむ

(巻十一の二六二一)

の場合、摺り衣には当然さまざまな色がついているわけで、夢には色が出てきているはずです。

また電子版で検索してみて夢という語が170以上も出てくる『源氏物語』でも直接には夢の色彩について描かれてはいませんが、当然色がついていたとみてよいのではないでしょうか。当たり前すぎて、わざわざ表現する必要もなかったのだと私には思えます（図8-1）。

絵・映画と夢

反対に絵画の世界では、シュルレアリスムの画家たち、とくにダリなどは、夢や入眠時のイメージを色彩豊かに描いています（110ページ）。シャガールは自分はシュルレアリスム派ではないと言っていますが、彼の作品に描かれているのはまさに夢の風景で、色彩豊かなのです。徳島大学の睡眠学者松本淳治さんによると、多くの学生が、とくに色彩に関心のある学生は、カラーの夢をみている確率の高いことを報告しています。これはあとで述べるメロディを夢にきくのがプロの音楽家で確率が高いことと同じで、色彩やメロディに対する関心が問題になってきます。

『虹の彼方に』の歌で有名な1939年のアメリカ映画『オズの魔法使い』（図8-2）は、始めと終わりが白黒で、主人公のドロシーがオズを探しに夢の国に行くとすべてが天然色の画面になります。そこで、臆病なライオン、脳みそが欲しい藁でできたカカシ、心が欲しいブリキの男に出会います。結局、最後に家に帰って目が覚めるという筋書きで、ある夢研究者によると、『不思議の国のアリス』に

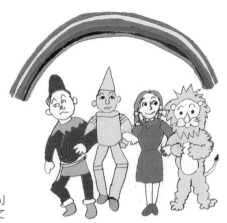

図8-2 『オズの魔法使い』の四人組。カラーでなくて残念。

色がついていないのが残念!!

影響を受けた原作者が、夢の内容とそっくりの筋書きを作ったのではないかとのことです。

当時、カラー映画は珍しく、純カラー映画は同じく1939年の『風とともに去りぬ』くらいでした。日本では、本格的な全編カラー作品は1951年、高峰秀子主演の『カルメン故郷に帰る』ですが、1963年の黒澤明作品『天国と地獄』は白黒で、犯人の燃やすカバンの煙の色のカットシーンのみカラーになっていました。ちなみにカラー映画はサイレント時代から研究されていて、全編がカラーになったのは1935年の『虚栄の市』からということです。

マックフィーによると1950年代にアメリカで夢はモノクロかカラーかという論議がありました。最近夢のモノクローム説はほとんど聞かれません。「夢が白黒の理由」は白黒映画の影響で、その証拠に総天然色映画やカラーテレビが普及してから、そのような話は聞かれなくなったとのことです。では白黒映画登場以前はどうだったか、と言うと、エリスやフロイトを読めばわかることですが、多

8 色つきの夢 ── 文字が読めない

くの著名な夢研究者が、「夢像の色は必ず灰色なり」「ときに色彩は鮮明なり」「余は黒と白だけの風景を見、草花も現実の姿をあらわすがその色彩はない」と議論しあっています。

日本では、夏目漱石（図8-3）が、抑うつ的な神経症で苦しんでいた頃、なんとなく不気味で鮮明な色彩のついた夢をその有名な作品『夢十夜』で表現したことから、色つきの夢は精神異常のあらわれと他人に誤解される危惧が生まれ、たとえ色つきの夢をみてい

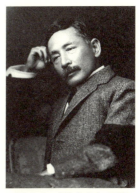

図8-3 『夢十夜』の著者夏目漱石。

ても、そのように言わないようになったのではないかと言われています。現在ではそのタブーはなくなり、色つきの夢を報告するのは珍しいことではなくなっています。私の夢には必ず色彩があるので、モノクロの夢は想像しがたいことです（私は精神異常ではないと自分で思っていますが …、どうでしょうか？）。いずれにしても「バラ色の夢」は見てみたいものですね。

ところがこの説明は夏目漱石の日本ではよくても、世界中の人間には当てはまりません。最近、ドイツの夢学者シュレードルが面白いことを述べていますので、抜粋してご紹介しましょう。

夢の色彩調査

戦前1915年から1938年にかけて「多くの人々が夢に色彩がない」と答えたと報告されています。40％ほどになります。1940〜50年代のアメリカでの調査では277大学の学生のうち70.7％が夢は白黒と答えていました。2001年にまったく同じ調査をしたとこ

ろ、17.7％になっていて、82.7％はカラーと答えています。2003年の調査では色彩なしの夢は4.4％に下がりました。世代別では2008年の調査では若い世代ではそうでない世代に比べて「夢はカラー」と答えています。

これは質問の方法に問題があったのです。「夢は色つきですか白黒ですか」という質問なら、ほとんどの人が「色つき」と答えましたが、しかし「色彩のある夢をみましたか」と質問すると、45％が「いえ、みません」と答えたのです。そして、夢をみているときに起こしてすぐに色彩について聞いてみると80％が「あり」、残りの20％が「なし」と答えています。

もし夢の内容が覚醒時の反映ならば、すべて色つきであるはずです。ほとんどの人は「よく覚えていない、忘れてしまった」というのが本当のところでしょう。夢の内容で、色彩があまり重要でなければ忘れてしまって答えられないし、印象的なら覚えている、という具合です。

そこで、49人の被験者に朝目覚めたときにすぐにあらわれたモノ、そしてその色彩について質問したところ、55％が色つき、35％が覚えていない、10％が白黒と答えています。ここで重要なのは、「色つき」と答えたグループでは夢の内容をより詳しく説明できていることです。つまり、夢を細かいところまで覚えている被験者が色彩のある夢を報告しているので、どうも夢の

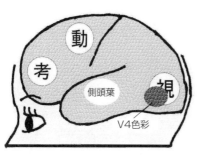

図8-4　色を識別するのにはV4の領域が関与している。

8 色つきの夢 ── 文字が読めない

想起能力に関係がありそうです。

ただし、白黒だったと詳細に報告する人もいないわけではありませんから、シュレードルは、この件についてはもう少し調べなければいけない、としています。エリスも指摘しているように夢を詳しく報告できても、「夢は白黒」と言い続ける人がいるからです。もしかすると、大脳皮質の色彩を分析する領域の活動低下によって、色彩が認知されない可能性があるのではないかと思われます。

図7-4（87ページ）の「なに」を分析する「腹側の流れ」の途中に色彩を分析する部位があります（図8-4）。この部位が壊れると大脳性色覚障害と言って、目覚めているときにも色彩が識別できなくなります。左右両側にあるので、おそらく両方の機能が一時的に低下すれば、夢で色が見えなくなる可能性があります。

一方、声は聞こえていても、顔がわからない夢もあります。目覚めているときにも、顔がわからない場合を相貌失認と言います。知っている人ならば声を聞けば、あるいは仕草や歩き方でわかりますし、知らない人でも、年齢、男女、などほかの特徴で判別できる場合があります。右半球の色彩分析部位よりやや前方（図8-5、7-3）の活動が低下していると考えられ、おそらくレム睡眠中でこの部位がはたらかないときに、「声はすれども顔は見えない」という夢になるのでしょう。

夢で道に迷ったことはありませんか。家や道はわかっていてよく知って

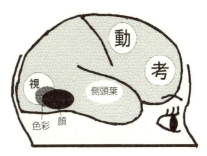

図8-5　顔を識別するのにはV4のやや前方の領域が関与ている。

いる風景をみてもどこかわからない状態は街並失認と呼ばれていて、相貌失認部位よりも内側部位の活動低下によるものです。夢をみているあいだの視覚経路の活動低下によって不思議で奇妙な情景がうみ出されるのでしょう。

文字が読めない、考えられない

「あるビルディングの屋上にいて、下りのエレベータを待っていると、エレベータとバランスをとっている重りの下に、小さな本棚があって、待っている間に読んでください、と書いてある。開いてみると、目次に＊＊先生の研究、犯罪学などと書いてある。内容は牛を飼育するための技術で、そのまま続けると、安土桃山時代の庶民の話が、面白く読めた。」

私の夢の一例ですが、目が覚めてみて、内容も一部はしっかり憶えていましたが、書き留めているうちに、どんどん忘れていきました。それにしても、うれしい思いがしました。今までは、字が出てきても、消えていく、消えなくてもアラビアの文字を眺めているようで、内容が読みとれなかったからです。いちばん脂汗の出るのが、この歳になってもいまだにときどき見る試験の夢で、ほとんどが数学の試験なのですが、数式を書いているさきから、次第に消えていくのです。数字が消えていってしまうのは、それがまぼろしで、その場その場の風の吹き具合であらわれたり消えたりするからです。

記憶野から引き出された映像は、先ほどの十円硬貨のデザインのように鮮明な場合もあれば、ぼんやりとしか見えないときもあります。が、いずれにしても不安定で、次のPGO刺激で、きれいに消えてしまうのです。

また不思議なことに、学生の場合、日中に長い時間をかけて本を

8 色つきの夢 ── 文字が読めない

　読んだり書いたりしていても、それが夢に出てくる確率はとても少ないのです。ハートマンによれば、学生の夢456例のうち、読み書きの夢はなく、計算が一例だけだったと報告しています。別な報告では、フランスの学生で必ず夢をみるという240人のうち、90％が読み書きの夢はみないと答え、歩く、友達としゃべる、などが多いと答えています。シュレードルによると自動車の運転の出現率は23％で読書の7％よりも多く、夢では知性的な内容よりも、より原始的で本能的な内容が優先してあらわれるということです。

　さて、夢のなかに出てくる書物も文字も実物ではなく、みずからの脳が作り出したものです。書物のかたち、文字の形をしているけれども、それは幻覚です。そこに何を読みとるのか？ 夢のなかでも、ものが見えれば、それが何であるかわかります。声が聞こえれば、何を言っているのか、その意味がわかるときのほうが多いでしょう。

　しかし、文字は見えるだけではなく、声によって伝えられた意味が視覚コード化され記号化されたものです。このようにひとつ手続きが複雑になってしまうと、もうお手上げです。夢では文字が出てきても読みとれないか、文字を追っているうちに意味が逃げてしまいます。ですから、今回、文字が読みとれたことは、私にとって大きな進歩だったのです。

　小学校のときの経験ですが、何でもよいから、たとえば「愛」という漢字をじっと長い間見つめていると、それが何だかわからなくなってきます。なんで、この図形を「愛」と読むのだろうと ･･･ 不思議に思ったものです。しかし、気にしなければ、それはそれで別にかまいせん。結局、文字は自分の住んでいる社会の、あるいは学校で教えてもらった「約束ごと」にすぎないのです。夢のなかで「愛」という文字を見てわからなかったとしても、こんな約束など忘れてしまっているのです。

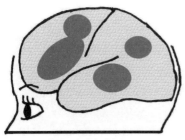
単語の意味を考える

図 8-6　単語の意味を考えるのに、いろいろな部位がはたらいている。

実は眼で見て単語の意味を考えるのには、図8-6のように脳の広い部分が活動していないといけないのです。ですから、これだけの領域がきちんとはたらいていないレム睡眠中に文字を読むのはかなり難しいのです。ですから、夢では文字が形としてきちんと見えていても、意味がとれない場合が多いのです。

失読症

この状態に似た症状に失読症があります。失読症では、目で見ても、文字の意味がとれなくなってしまいます。この場合、たとえば、個々の文字は見えて読めるのですが、内容が何なのか理解できません。読めても、単語の意味を言葉に出して言えないのです。固有名詞ならば絵で示されれば理解することができます。また手で物を触れば、何であるかわかり、理解できます。でも、夢の場合は、見ている間に、手で触って確認はできません。

視覚回路は健常でも、過去の視覚文字体験にアクセスできなくなった患者の例があります。たとえば脳梗塞などの障害によっていったん獲得された言語能力が失われたり壊されたりします。大脳皮質だけでも百億以上の神経細胞がありますから、壊れる細胞の場所によって、それだけの種類の症状が出てきます。レム睡眠のときには、左半球の活動が低下すれば、これと似たことになるのではないだろうかと考えられます。

シミュレーションの限界

それから、脳のなかでのシミュレーションの限界があります。脳内イメージは、外界を鮮明にとらえているようで、そうではないのです。自分のいる部屋を想像してみるとわかるでしょう。1分ほど眺めてから、目を閉じてみると、だいたいのことは見えても、細かいものは何も見えていません[1]。目覚めているときに、目をつぶって想像して「ゆめ」という文字を逆さまに読むとなると、「めゆ」と答えることができます。それが少し長くなって「ゆめとねむり」を脳内のイメージから読みとることは、難しいでしょう。「りむねとめゆ」と答えられるでしょうか？

一回聴いただけで他人のあるいは自分の作品の音符を諳んじることのできるモーツアルトやメンデルソーンは、脳内イメージからだけで後ろから楽譜を読めたらしいのですが、はたして夢のなかでも読めたのでしょうか？ 夢のなかで見えている文字や音符はほんの一部だけが解読可能で、あとは何だか認識できないものと考えたほうがよさそうです。

---

[1] みたものを写真で撮ったように憶えてしまうことを直観といいます。長い間記憶していることもありますが、たいていは他の作業がはいると消えてしまいます。子どものときは見たものをかなり細かいところまで思い出すことができますが、歳をとると、この能力はどんどんなくなってきます。正月にトランプの神経衰弱で遊んだのですが、孫にすべて持って行かれました。ただし、この能力をいつまでも持ち続けることのできる大人もいます。

シュルレアリズム

　第一次世界大戦のあと、芸術家たちに、自己の内部を表現しようとする傾向が出てきました。1924年に詩人A・ブルトンを中心にシュルレアリズムのグループがパリに結成され、理性や論理の支配を脱し、精神の表面的現実を対象とすべきではない、フロイトの唱える無意識という源泉から創造を汲み出そう、そのためには不可思議な力を隠している精神の深層を探求する必要があると考えたのです。ひとつには、意識の自由な流れにのって詩をつくることであったし、また無意識の表出である「夢」の世界にそのモチーフを探し出すことでした。

　そして既成の芸術を一掃し新しい表現様式を創出することを試み始めましたが、表象芸術では無意識をどのように表現するかが課題でした。初期の作品はM・エルンストの「セレベスの象」に代表される油彩で、大きな機械のような奇怪な象のような動物、墜落しつつある飛行機の煙らしきもの、首のない裸の女性が描かれています。象らしきものは作者が幼年時代に見た大きな穀物倉庫、煙らしきものは作者が戦争中に見た墜落する飛行機の悪夢であり、また、彼のよく使った手法である、思いもかけないモチーフをつぎはぎする「コラージュ」の技法は、夢のなかでランダムに出現する対象やストーリーでもあります。そういえば、図7-1（83ページ）の鵺（ぬえ）もコラージュでした。

　このように無意識の世界に導いてくれる夢は、彼らにとって非常に重要なものでした。夢をより写実的に描き出そうとすると、夢の不合理性、一貫性のなさに気づかされ、強調されるようになります。それはR・マグリットの作品によく表現されていて、浮遊、不条理が描かれた夢の内容の描写は「不思議絵」を感じさせます。マグ

8 色つきの夢 ── 文字が読めない

リットの絵はもちろん覚醒しているときに描かれたもので、単に夢の産物や記録ではありませんが、それは意外な組み合わせであったり、重ね合わせであったり、首や足あるいは顔がなかったり、をモチーフにしており、さらにあり得ない矛盾した光景、たとえば昼のなかの夜、嵐のなかの青空というような、私たちが見る夢の光景との類似性が認められます。

　同時代のロシア・ユダヤ人のシャガールの場合は、フランスに移り住んでから、幼年期を過ごしたロシアの追想が夢や伝説と混然となった、幻想的な作品が作られました。それは油彩であり、エッチングであり、リトグラフですが、天使や動物が空に浮かんでいたり、天地が逆転していたりの幻想的な「超自然」の世界が描き出されています。あの『夏の夜の夢』のロバも幻想的なタッチで描かれました。「無意識」が生み出す「自動描画」が芸術的ではないという理由で、彼はシュルレアリスムへの誘いを拒絶しています。

　ピカソは一時シュルレアリスムのなかに身を置いていて、その作品の自由自在な筆使いは自動記述を思わせるものがあり、ひとつのイメージなかにいくつかのイメージを感じさせるキメラ的描写があります。しかし、のちにより野性的で、性器のデザイン化など性や力に対して衝動的で、グロテスクな表現、アフリカ的プリミティヴな芸術の吸収などで新しい分野を切り開いていきました。ピカソやモジリアーニと親交のあった藤田嗣治も夢の絵をいくつか描いていますが、1947年の『私の夢』は眠る女性の周囲に闇がおしよせ、周囲にはね回る動物たちの鋭い爪が触覚的な恐怖を感じさせます。

9 聞こえる夢・音楽

　夢のなかに外界の音が取り込まれて、夢の内容になることがあります。蒸気機関車の音を聞かせると機関車を運転している夢をみたり、教会の鐘が鳴る夢をみて目が覚めると目覚まし時計が鳴っていたというたぐいです。19世紀のイギリスの心理学者エリスは、風の強い夜、夢にオペラを聴いたり、教会で賛美歌を聴いたりしています。彼はさらにハイドンの『天地創造』の演奏を聴いている夢をみましたが、管弦楽の部分に主として小鳥の歌声の写実的な表現があるように聞こえたと言います。それから歌が始まりましたが、だんだん小さくなって聞こえなくなったときに目が覚めました。夢の原因は、別室のカナリアの歌声でした。

　この場合朝方の覚醒水準の上がったレム睡眠で、カナリアの鳴き声が聴覚連合野まで流入し、変形されて管弦楽と歌に聞こえたと考えられます。

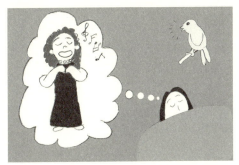

図9-1　カナリアの鳴き声でオペラのアリアを聴いた夢。

聞こえているのに聞こえない

　以上は実際に音刺激が脳内に取り込まれて情報処理されるという直接的な証明ではありません。レム睡眠中は脳の活動が高まっているのですが、急速眼球運動が頻繁にみられるときには外からの音はほとんど聞こえないのが普通です。実際、レム睡眠状態のネコに音刺激を与えてもなかなか目覚めません。そこでフランスの生理学者ジュヴェは、脳は目覚めているのに深く眠っているので「逆説睡眠」(14ページ)と名づけたのでした。実際128ページの【休憩室】にあるように、私は朝夢を見ている間、テレビの音が大きく鳴っていても眼が覚めず、ニュースも聞こえませんでした。では、レム睡眠のとき、音は聞こえているのか、いないのか、どちらが本当なのでしょうか。

　急速眼球運動があるときには音刺激は脳に入りにくくなるだけで、小さくはなっても、ちゃんと入ります。なぜなら、レム睡眠中に音刺激を与えると急速眼球運動の頻度が減り、脳が少し覚醒に近づくというような反応がみられるからです。そしてレム睡眠中に大きな、それも異様な音刺激を与えると、覚醒中と同じ反応がみられ、そのまま、眠り続けるか、あるいは目が覚めます。音への反応はレム睡眠がどのような状態にあるかによって変わってきます。

　徐波睡眠中の外からの音刺激のうち、自分の名前など意味のあるものや情動に訴えるものでは脳に反応があらわれることは前に述べたとおりです(4章)。

　今度はレム睡眠中に意味のある刺激を与えるとどのような反応があらわれるかについて実験した結果です(図9-2)。たとえばポーとピーというような音に対して、たまに出てくるピーだけに反応してブザーを指で押してもらうように学習してもらいます。ウトウト状

9 聞こえる夢・音楽

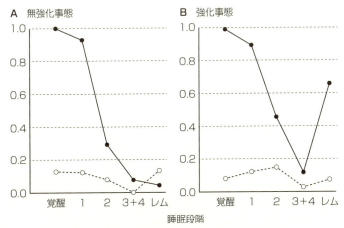

図9-2 睡眠中に音を聞いて指でボタンを押せるのだろうか。(Wiliams, 1967)

態では反応できますが、眠りが深くなるともう駄目。ましてやレム睡眠中は無理。ところが、ピーではなく、火災警報がなったときに指でボタンを押せばショックがかからないように前もって訓練しておくと、眠りが深いと駄目ですが、レム睡眠のときには6割とぐんと反応がよくなります。レム睡眠中に筋肉が緩むのは体幹などの大きな骨格筋で、音が聞こえたときに、指の小さな筋肉は動かすことができます。つまり、レム睡眠中でも注意レベルが上がっていれば、反応できるのです。

では、左図の警報のない条件では聞こえていたけれども、指で知らせることができなかっただけなのでしょうか？ 実験で調べてみるとどうなっているのかがわかります。広島大学の高原円さんの実験では、レム睡眠中に1000ヘルツの断続音にときどきピッと2000ヘルツの音を混ぜて聞かせると、ときどきあらわれるこの音に対して「これは何だ？」という脳の反応がみられました。さらに眠る前

に音に注意してもらうように頼んでおくと、レム睡眠のときには脳がしっかり反応することもわかりました。つまり、レム睡眠中にも音は脳に入っていって、簡単な処理がなされ、「これは何だ？」反応があらわれるのです。しかし、刺激に意味がないか、夢の内容に注意が集中している場合には刺激が意識にのぼらないと考えられます。

一方、音は聞こえているのであれば、「これは何だ？」とわからなくても、変形されて夢にあらわれることがあります。たとえば、カナリアの歌声が取り込まれて、『天地創造』のメロディに変形されたのは、鳥の歌声に反応してそれに関連した記憶が引き出されたからと考えることができます。

ただし、レム睡眠中に音が聞こえるか、聞こえないかの実験結果は一致しているわけではなく、さまざまで、そのときの脳の活動状態に左右されている可能性があります（114ページ）。

音楽の夢

さて、外からの刺激がない場合の夢のなかでの音楽や話し声は、どうなっているのでしょうか。人間国宝の島原帆山という尺八のお師匠さんは、若い頃、高野の山奥で昼も夜も尺八の稽古に励んでいました。そこには不動明王の像がそこここにあって、いつも自分の怠慢を厳しい顔で見張り続けてくれるからでした。精進の甲斐あって、老年期に入って、やっと自分の尺八が吹けるようになったと思う頃、心筋梗塞で倒れ、寝たきりになってしまいました。日夜ベッドに縛り付けられ、点滴も苦しく、悶々としているある夜、どこからともなくお不動さんの叱咤の声が聞こえてきて、いつしか、自分の頭のなかで『石清水』という曲を吹いていたそうです。

自分がまぼろしを見ているのに気づいていないし、あとで思い出

9 聞こえる夢・音楽

すことができたことから、この夢はレム睡眠中に見たものと考えられます。このように夢のなかでは、視覚イメージだけではなく、音楽や声などの聴覚イメージも出てきます。友達の話し声や鳥の歌う声…などなどです。音楽は、筆記や計算と違って、幼い頃から唄を歌うことができるよ

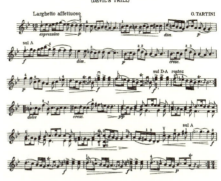

図9-3 イタリアの作曲家タルティーニの『悪魔のトリル』の楽譜。

うに、おしゃべりのようなかなり原始的で、運動に近いものです。

　音楽は、ときどき夢に出てきます。いちばん有名なのが、イタリアの作曲家タルティーニの『悪魔のトリル』（図9-3）で、目覚めてあわてて写し取ったのがこの楽譜です。まだ、解明されていませんが、おそらく、側頭葉にある聴覚連合野と記憶がレム睡眠中に刺激された可能性があります。

　とはいえ、音楽を聴く夢はあまり報告されていません。そこで、このことを調べた学者がいました。プロの音楽家35人と30人の普通の人を比べてみました。おしゃべりのほうは両者とも8割方が夢に出てきました。音楽についてはプロのほうが、夢で音楽を聴く割合が2倍高いことがわかりました。そして、小さい頃から音楽を習い始めたプロの方がさらによく夢で音楽を聴くこともわかりました。色彩の夢がプロの画家で多いのと似ています。

　ここで面白いのは、出てきたメロディのうち、よく知っているも

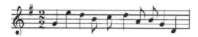
よく知っているメロディー

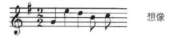
続きを頭の中で歌ってもらう　　想像

図9-4 メロディをイメージしてもらうと？（Halpern & Zatorre, 1999 を修正）

の55％、知っていてもあまり聴いたことがないもの17％でした。残りの28％は聴いたこともないような曲だったのです。つまり、3割ほどは、耳新しい曲で、夢のなかで作曲していることになります。ですから、タルティーニ、ベルリオーズ、ストラヴィンスキーなどが夢から曲想のヒントを得たとしても不思議ではありません。

次にメロディの問題ですが、作曲家は何もないところからメロディを作り出します。フランスの作曲家ラヴェルは50歳頃から書く文字や楽譜が汚くなり、次第に言葉を失って、晩年には頭のなかにメロディが浮かんでもそれを楽譜に書き写すことができなくなりました。これらの症状から神経内科医の岩田誠さんは左半球言語野の障害による失語と診断しています。この状態でメロディは浮かぶのですから、メロディを作り出す能力は右半球にありそうです。実際、てんかんで右側頭葉を摘出された患者ではメロディが出なくなります。

図9-4のように、よく知っているメロディを聴いてから、その続きを頭のなかに思い浮かべて歌ってもらうと、右前方の側頭葉と補足運動野（図11-2、148ページ参照）の活動が高まります。メロディには右前方の側頭葉が関わっていることがわかります。運動補足野はたぶん、「歌う」という運動の準備をしているのでしょう。夢のなかでメロディが出てくるのは、レム睡眠中に右半球も活動してい

9 聞こえる夢・音楽

るからと考えられます。

おしゃべりの夢

さて、「おしゃべり」ですが、普通、夢のなかでも、会話は現実と同じように交わされます。外国語を例にとってみましょう。フランス育ちで、日本の家庭では日本語、学校や友達とはフランス語、イギリスに留学して結婚相手がイギリス人で3カ国語が内言語として使える人は、夢のなかで出会った人に合わせて、使用する言語を変えています。私の場合、内言語が日本語しかないので、夢でも日本語だけですが、それでも夢に外国人が出てくれば外国語で話をするのは、目覚めているときとまったく同じで、フランス人と日本語で会話をすることはいまのところありません。ほかの多くの日本人に質問してみても、だいたい同じ答えでした。

以上のことでわかるように、夢のなかでもとくに奇抜なことは起きていません。そして登場人物とその人の声や話が食い違わないのは、映像と聴像とがペアになって記憶されているからでしょう。

また場合によっては、顔が出てきているのに話がわからない、とか反対に、話はわかるが、顔が見えてこない、という夢もあります。図9-5のように、顔を見分けるのは右半球が、言語は左半球がはたらいています。

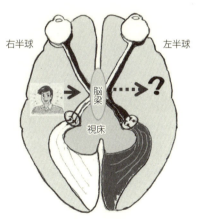

図9-5 左半球のはたらきが低下していると、見えていても言葉の意味がわからなくなる。

119

もし、左右の半球の連絡がうまくいかなければ、お互いに情報交換ができなくて、顔か声のどちらかがわからないということになるはずです。実際、ネコでは両半球を結ぶ脳梁がレム睡眠中に活動を低下させています。

あるいは、どちらかがはたらいていて、どちらかが休んでいるのかもしれません。レム睡眠発生装置は脳幹にペアで存在しています。もし、右だけが活動したら、顔は見えるけれど言っている意味がわからない、その反対に、左だけ活動したら、意味はわかるけれど顔はわからないことになります。

ところで、聖フランチェスコの場合、鳥とも言葉を交わせたということです。夢のなかでは、イヌと会話ができる人もいるそうです。それはイヌの言いたいことを前もってわかっているからかもしれません。我が家で飼っていた犬は吠え方や抑揚などでお互いに意志を通じさせることはできたのですが、私の場合、夢のなかでも人間らしい言語はしゃべってくれませんでした[1]。

柳田國男の随筆『夢と文芸』では、売られそうになった馬が夢にあらわれて懇願する話、捨てられそうになったネコが夢で主人の危険を教える話、鶏が主人の危険を教えて逆に山に捨てられ、旅の僧の夢に現れて援助を求める話などが紹介されているように、動物が言葉をつかう夢は昔から多いようです。柳田國男は目覚めているときの動物への感情移入が話をさせる可能性を指摘しています。

16世紀イタリアの哲学者ジラロモ・カルダーノの『わが人生の書』にはこんなことが書かれています。

---

[1] ギリシャ神話ではさすがのモルフェウスも人間しか真似られなくて、鳥や獣や蛇などに扮するのはイエロスという神に任せてあるとのことです。ところが、佐藤慶太氏によってイヌ語を翻訳するバウリンガルなる翻訳機が作られ、氏は2002年のイグノーベル賞をもらいました。

9 聞こえる夢・音楽

「私はほとんど毎晩のように、夢で一羽の雄鶏を見た。そして、それが人間の声で話しはじめるのではないか、と思っていると、案の定、そうなるのである。いつも威嚇的なことばであったが、さて、どういうことばであったかは、残念ながら思い出せない。とさかや肉垂れと同じ赤い羽根の色をした雄鶏だった。百回以上はこれを見たと思う。その後、思春期の頃になると、こうした幻影は消えてしまった。」(澁澤龍彦, 河出書房, 2000, p.58)

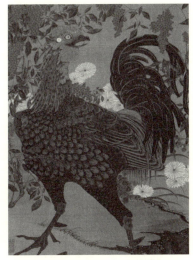

図9-6 伊藤若冲『南天雄鶏図』

雄鶏とは伊藤若冲の描く図9-6のような雄鶏だったのでしょうか?

聞こえる夢

聞こえる夢は、脳内の聴覚野が活動を高めたときに現れると考えられます。43歳のある男性は、てんかん発作が始まると、突然、10年前に妻と踊りに行ったときのダンスホールで、オーケストラが「マイ・ハッピネス」を演奏するのがはっきり聞こえたと報告しています。これは覚醒時の左側側頭葉の発作でした。6章で脳のさまざまな部位を刺激したペンフィールドの実験を紹介しました

が（図6-2、6-3、75、77ページ）、ある被験者は「音楽がはっきり聞こえます。」と答えて、それに合わせてハミングしました。刺激によって、声、よく知っている人の声、よく知っている音楽、足音、犬の吠える声などが聞こえますが、被験者69例のうちのほとんどが声で、次に音楽でした。

次に述べる会話の幻聴も、てんかん発作でよく見られます。

38歳男性、発作が始まると「医者を呼んでくれ、医者を」と言う男の声が聞こえてきます。発作の終わる頃、その声は「もう終わった、医者はもういい」と聞こえます。今までにそういう体験はなかったはずと患者は言っています。

別の例では、31歳の女性で、病院に行く前に夫と朝食をしている最中に、後ろから夫の妹の声が聞こえてきましたが、内容はわかりませんでした。現実性に乏しく、夢のようで、彼女は傍観者のようだったと言っています。

レム睡眠時に同じ部位が刺激されれば聞こえる夢はあり得るわけです。つまり、ある程度聴覚野が活動している状態であれば、電気刺激でもわかるように、てんかんの場合でもレム睡眠の場合でも、刺激が聴覚像をひっぱり出してくるのです（図6-2、6-3）。

他者の声

さて、目覚めているときに、誰かが話した内容を記憶からひっぱり出すならば、それはその人がかつて話した内容であるはずです。ところが、その人物が言いそうもないことの話をしたら、あるいは知らない人が何か話をしたり、お告げがあったりとなると、おかしなことになってきます。

夢のなかではそういうことが頻繁に起こっています。この場合、脳のなかではある特定の人物、たとえば友達や家族が自分に何かを

9 聞こえる夢・音楽

話しかけてくるわけですが、実はその内容は、自分が自分に話しかけているのです。つまり、自分の記憶のなかからひっぱり出してきたものなのです。

なぜなら、目が覚めているときには、友達の声や話をイメージすることができます。ほめられたときや叱られたときの先生の声、カラオケで歌っている友達の声、みんな、思い浮かべようとすれば出てきます。ある人物の顔を思い浮かべながら、その声色を使って、自分の思っていることを言わせることもできます。それはあくまでも想像で、自分がやっている行為と知っています。以上は自分が意図的に想像した場合ですが、問題なのは、夢のなかでは、意図的ではなく、かつ疑いようもなく、他人の声に聞こえるのです。

知らない人が話しかけてきたり、神さまが夢でお告げをしたりする。知らない人も神さまも、この場合はすべて脳が作り出したものです。それにあわせて聴覚像ができ上がってきます。私には経験がありませんから何とも言えないのですが、神さまが枕元に立ってお告げをするとすれば、声となって聞こえてくるか、概念としてなんとなく理解してしまう場合とがあるかもしれません。「なんとなく」というのは、はじめからそう考えているので、当然理解しているわけです。たとえ、荒唐無稽であっても。

統合失調症のもっとも顕著な症状のひとつは目覚めている間に何かが話しかけてくるといったたぐいの幻聴です。夢の場合も対象がなくて声が聞こえてきたり、ものが見えてきたりします。夢が「眠っている間の精神病」と言われるゆえんがここにあります。統合失調症の場合、自分の心のなかに他人が住んでいて話しかけてきたり命令したりする、という確信があります。幻聴はほとんど人間の声で、自分の脳のある部位が作った声を、同じ脳内の別な部位が聴いてしまうと考えられています。ただ統合失調症の場合、被害妄

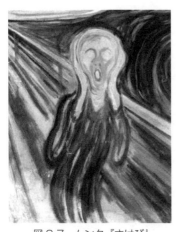

図 9-7 ムンク『さけび』

想的な幻聴が主ですので、夢とは異なる回路もかなり絡んでいます。

一方、かなり古い文献ですが、てんかんの患者たちは発作の初期に「誰かがこれをしろと命令している」あるいは「をしなければならない」と感ずると報告しています。刺激されると「させられ体験」を感ずる部位が脳内にあると思われます。最近の研究でも、ある 8 歳の男の子には、てんかん発作のときに、「鮮明な景色が見え、大人が話をしている、それが自分の悪口を言っているようだ」という症状がありました。脳イメージングで調べてみると、左の側頭葉の血流が悪く、薬を飲んでもらって血流を改善すると、症状がなくなったということです。ということは、左の側頭葉が機能不全を起こしていたわけで、夢の場合にも左の側頭葉の機能不全が考えられます。

前述のペンフィールドの実験では、脳の一部が刺激されている間は、ここに自分がいるのに、「何か別なものに命令されている」と感じています。つまり命令が 2 系統になっています。これは自分と他者が共存しているという意味になります。夢のなかで、脳幹からの PGO 刺激という他者が脳のある部位をたまたま刺激する場合、夢をみている人は「夢のなかで他人が話している、命令している」と感じることになります。結論は、脳幹からの PGO 刺激は他者を演じている、ということです。

宗教的体験も引き起こされることがあります。ヒポクラテスをは

じめ古代ギリシャ人が確信的に神の声の聞こえてくるてんかんを「神ののろい」とか「神聖病」として恐れていたのも無理はありません。もし脳幹からの刺激が側頭葉のどこかを刺激すると、夢で神さま、仏さま、あるいは超自然の存在を感じることになるでしょう。

難聴者の聞こえる夢

最近までよく聞こえた人が突発性難聴になったときの夢の内容は発症前とまったく同じでした。以下に、夢の内容を具体的に紹介しておきます。

「不思議なことに考えてみると、夢のなかでは、耳の不具合以前のように、まったく問題なく会話をし、音楽を聴き、ちゃんとした会話をしていますね。その他には、スポーツをしている夢なんかも、掛け声なんか、たとえばラグビーボールのパスのときは、そのタイミングで躊躇なく大きな声で相手に声をかけているようですし、声にスピードもありますし、相手の声もしっかりと聞こえています。音楽はたとえば『カラオケ』に行った夢などはしっかりマイクを離さずに、普通に『オケ』も聞こえていて、自分の声に違和感もありませんし、周囲の皆も『うまいっ！』って言ってくれます。現実は、普通に聞く声や音は歪んで聞こえてくるものなのですが、電話でも、まったく問題なくコミュニケーションが可能です。聞きなおすことなどはありません。夢のなかでは、『耳が聞こえない』『聞こえにくい』『自分は耳が不自由だ』などは感じていませんし、思ってもいません。コンサートの夢なんかも、楽器も普通に聞こえますし、音のズレなんかはすぐにわかります。現実には、音楽を聴いているときは、やはりメロディや音程がわかりづらかったりします。」

耳鳴り

　幻聴は対象なき知覚です。耳鳴りも同じく外部から聞こえてくる音ではなく、聴力が低下したときに聞こえてくる音です。私の場合、(中耳に膿がたまる浸出性)中耳炎のあと、聴力が低下して、とんでもなく大きな耳鳴りがしました。医者のくれた大量のコルチゾンも効果なく、ずっと続き、もう一生この音から逃げられない、音の奴隷になるのかと落ち込みました。音の研究では、何も音の反響しない無音室が使われることがありますが、そこに入ると頭のなかで聞こえる持続音です。

　ある周波数を受け持つ内耳の神経が壊れて、その周波数が脳に達しなくなると、脳はそれを補うために、その周波数の音を過剰に再現してしまいます。脳イメージングの文献によると、責任部位は第二次聴覚野でした。そこからいろいろな部位へのネットワークを通じて大きな耳ざわりな耳鳴りが聞こえてくるのです。

　耳鳴り患者は多く、全人口の 15 〜 17％に発生すると報告されています。耳鳴り患者によっては不眠やうつ症状を訴えることがあります。たしかにこんな嫌な煩わしい音があるので不安はおおいがたく、眠れなくなるのが当然です。

　私の場合、落ち込みが激しく、ネットで必死に解決法を探しました。音が聞こえないように音楽を聴いてマスクすることがいちばんの解決策で、これで 1 ヶ月過ぎました。そのうちふと気づいたのは、何かに熱中しているときには耳鳴りが聞こえなくなっていることでした。音に対して無関心になり、気にならなくなったのです。3 ヶ月ほどで慣れてくると、実は昔どおり聞こえているのですが(現在でも)、気にならなくなってくるのはありがたいことです。共存している状態です[2]。

9 聞こえる夢・音楽

　もうひとつ気づいたのは、眠っている間は聞こえなかったことです。74人の耳鳴り患者すべてが夢をみているときには耳鳴りを感じなかったという実験報告があります。なぜ聞こえなくなるのでしょうか？　まだ、証明されたわけではありませんが、ひとつは睡眠中には聞こえなくなった音域を補うはたらきがなくなること、また時計のチクタク音などのように、いつも連続して与えられた音刺激に対しては、睡眠中やレム睡眠中には「より気にならなくなる、より注意しなくなる」ことになるのではないかと考えられます。耳鳴りもこれで数年目を迎えますが、あの強烈だった発症のときのことを目覚めているときには思い出せても、夢にはまだ出てきていません。これも不思議なことです。

---

[2] 最近の研究では、耳鳴りに対して、情動中枢がネガティブな反応をしなくなり、帯状回が注意を向けなくなって、さらに前頭前野が不安や恐怖をコントロールできるようになると、耳鳴りが気にならなくなることが指摘されています。反対に、このメカニズムがうまくはたらかないと、かなり長い間耳鳴りに苦しめられることになります。

明晰夢と音刺激

　朝早く目が覚めることが多くなりました。眠れずに苦しむより、さっさと起きたほうが精神的に良いことがわかっています。それで、ソファに寝転がり、録画しておいた囲碁トーナメントを30分ほど見ているうちに眠気がやってきて、テレビを消して眠りにつきました。

　それから夢をみました。ある家で、修繕を頼まれて、屋根にのぼって仕事をしているうちに、身体が軽くなって空に浮かび、飛行したところで、「これは夢だ」と気がつきました。本当の自分はソファにいるはずだ、とも考えることができました。そんな夢をみているときに、「朝ご飯よ」と言われて起きたのです。そのときに、テレビのニュースで昨夜起きたパリの銃撃事件のニュースが大音声で流れていました。1時間前から妻がテレビをつけていたのです。夢をみていたときには、その音が聞こえていませんでした。

　みていた夢を明晰夢と言います（3章）。夢をみていることがわかってみている夢です。明晰夢は浅い夢のはずですが、外界からの刺激は入ってきませんでした。まさに逆説睡眠なのです。急速眼球運動が頻発しているときには、外からの刺激は脳に入りにくいことがわかっています。一方、実験室の研究では、急速眼球運動が頻発していないときに実験者の声の指示が眠っている人に聞こえ、自分から目を動かすこともできます。明晰夢での意識状態にも深い浅いの水準がありそうです。

10 嗅いだり、食べたり、珍しい夢

　いよいよ、「夢の銀行」が作られました。と言っても夢の貸し借りや利息をつけたりする銀行ではなくて、データ・バンクなのです。22,000例以上が集められています。DreamBank.netで調べることができます。個々の報告も読むことができますが、このデータから、男女別、年齢別、民族別、社会生活別などで分類して、統計をとることで、何か面白い法則がわかるかもしれません。性別では、男は身体を動かしている夢、女はおしゃべりしている夢が多いというように違いはありますが、夢の内容は日常的なことがほとんどです。もし「生まれて一度だけ」を含めると、面白いのは、珍しい夢である「歯が抜ける夢」や「裸で町を歩いた夢」を77％の回答者がみていることです。この種の夢は、ある意味で「ショッキング」なためにおぼえられているのでしょう。ちなみに、図はサンドニ侯爵の夢です。パーティに招待された女性が裸です（図10-1）。

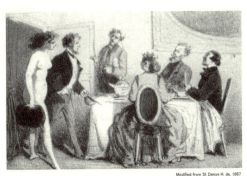

図10-1　サンドニ侯爵の夢（St Denys, 1867）

奇妙な夢、不思議な夢調査

奇妙な夢、不思議な夢についての調査があります。アルゼンチン、ブラジル、日本、ロシア、ウクライナ、アメリカ合衆国での1,666人の男女の夢についてのアンケートです（表10-1）。その中味は、何かの発明・発見、悟り、同じベッドで同じ夢をみる、夢にみたことが現実になる、などなどで、表を見てくださればおわかりかと思いますが、0〜3％以内の珍しい夢です。この調査では珍しい夢をみる割合はロシアを除いては民族差や文化の差がほとんどないという結論です。多いのは明晰夢や体外離脱、死んだ人に会う、夢中夢ですが、前世の夢、テレパシー、同夜同夢は実に珍しいのです。同夜同夢は日本人だけでしたので、訳出してお伝えします。

	アルゼンチン		ブラジル		日本		ロシア		ウクライナ		アメリカ合衆国	
	女	男	女	男	女	男	女	男	女	男	女	男
創造	0.0	1.0	0.0	1.0	0.8	0.0	0.0	0.0	0.0	1.0	0.3	0.0
明晰夢	2.7	1.0	2.0	1.5	0.0	0.0	2.1	3.3	0.0	1.0	1.3	2.9
癒やし	0.0	0.0	0.0	0.0	0.0	0.0	0.7	0.0	0.0	0.0	0.6	0.0
夢中夢	0.9	0.0	0.7	1.0	1.5	0.0	0.7	1.4	0.0	2.0	0.0	0.4
体外離脱	2.7	2.0	1.1	3.4	1.5	1.4	2.9	1.0	1.0	1.0	1.1	0.4
テレパシー	0.0	0.0	1.5	0.0	0.0	0.0	0.0	0.0	0.0	0.0	0.0	0.0
同じ夜に同じ夢	0.0	0.0	0.0	0.0	3.0	0.0	0.0	0.0	0.0	0.0	0.0	0.0
透視	0.9	0.0	0.0	0.0	0.0	0.0	0.0	2.9	0.0	0.0	0.3	0.0
予知夢	0.0	3.0	0.0	0.0	1.5	2.8	0.7	2.9	1.0	1.0	0.8	0.7
前世の夢	0.0	0.0	1.1	0.0	1.5	0.0	0.7	0.9	0.0	0.0	0.3	0.0
知らない人に会う夢	0.9	0.0	2.9	2.9	0.0	0.0	0.0	2.9	1.0	0.0	0.6	0.4
死んだ人に会う夢	1.8	1.0	1.5	1.0	2.3	0.0	2.9	0.0	1.9	1.0	1.3	0.0

表10-1　奇妙な夢は世界共通。

A「私は大きなホテルの大理石でできた太い柱があるロビーにいました。友達のアイコがいたので私は彼女をナイフで刺したのです。理由はわかりません。誰も見ていなかったと思います。」

B「私は大きなホテルのロビーにいて、大理石でできた太い柱によりかかっていました。妹がまっすぐ私のほうにやってきて私を刺しました。妹の名はアキコです。私は死にました。」

食べる、匂う、味わう、触るなどの夢

見る夢、聞く夢はいつものことで、珍しくはないのですが、匂いの夢はめったにありません。うなぎの蒲焼きやコーヒーのような強い香りもなかなか出てきません。画家の桑田道夫さんの夢では「用を足したいのだが、豚小屋のように汚い便所が糞尿でさらに汚れている。そこにつま先だって立つと、糞尿は足首の辺までかさを増してくる」のですが、さらに「臭いがまったくなかったことは、せめてもの救いであった」と記しています。

味や匂いの夢を一生に何度か経験した人は160人を対象に調べたところ、30〜40％でした。そういう彼らの最近の夢3,000を分析してみて、味や匂いの夢は30以下、つまり1％以下でしか報告されていないほど珍しいのです。

嗅覚は原始的な感覚

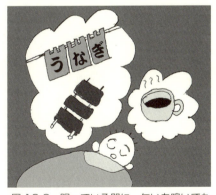

図10-2 眠っている間に、匂いを嗅いでも夢に直接出ることは少なく、ほかの内容になってしまう。

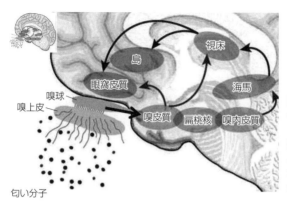

図10-3 匂い情報は嗅覚野から視床・眼窩前頭皮質などにたどりつくと意識される。(Saive et al., 2014より)

で、腐ったものを食べないため、天敵の匂いを察知して逃げるため、餌を探すときなど、生存にとって重要な感覚です。ラベンダーの香り、ガスやたばこの臭いなどの匂い感覚のほか、「快い、不快、好き、嫌い、うっとり、とんでもない」などの感情も引き起こされます。ネズミの巣にネコの匂いのついた布を入れると、ネズミは固まってしまいます。同じように、ゼブラフィッシュの水槽に天敵の匂いを入れると、ゼブラフィッシュは泳ぎをやめて動かなくなってしまいます。図10-3のように、匂い分子は鼻腔の粘膜（嗅上皮）から嗅球に伝わって、嗅皮質に連絡され、分析され、さらに恐怖などにかかわる扁桃核を興奮させるからです。

また嗅皮質からは、別経路で、眼球のおさまっている部分の真上にあって、前頭葉の底辺に拡がっている眼窩皮質に、直接、あるいは視床を通じて匂い情報がたどりつきます。その経路のどこかで、意識的知覚がされると考えられています。

目覚めていれば、普通、辺縁系の活動を意識的に抑えることは困難ですから、いやでも匂いは意識されます。それでもずっと嗅いで

10 嗅いだり、食べたり、珍しい夢

いれば順応が起こって匂わなくなります。これで他の重要な匂いを嗅げるわけで、この順応は嗅覚神経細胞レベルとさらに高次のレベルで起きていると考えられています。

では匂いの想像はどうでしょうか？ 神経細胞の損傷、あるいは線維の連絡がなくなるなど、見えるものを分析する部位（視覚連合野）が機能しなくなると、想像してもイメージがあらわれないことは前に説明しました。嗅覚を担当する部位がはたらかないと、匂いは脳内には浮かんできません。

うなぎの蒲焼きも百合の花の強烈な匂いも、想像するのは難しい、つまり、目覚めているときに想像できないものは夢でもあらわれることはあまりありません。「あまり」というのは、夢で匂いや味が稀にあらわれることがあるからです。想像するのには「思い浮かべる」という意志が必要なので、前頭前野が絡んできます。「トップダウン」で、前頭前野が嗅覚系の活動を高めるようにはたらきかけねばなりませんが、どうもそれがうまくいかない。なぜなら、嗅覚系はある程度前頭前野から独立しているからです。

もともと、匂いは外から入ってこなければ脳内では意識できないものです。つまり、原始的な感覚であり、下等動物では生命に関わるものなので、勝手に匂いは出てこない、つまり嗅覚の脳内シミュレーションが簡単には起きないのかもしれません。実際に匂いを想像してもらっても、嗅皮質は活動を高めますが、眼窩皮質などは反応しないので、嗅覚イメージは出てこないのです。

それでも目の前に飾ってある百合の花の絵を見て鼻をクンクンさせると、なんとなく匂いが想像されるような気がします。これはヒントがあると「ふと」思い出されるように前頭前野以外の別の回路の助けも借りているからです。

たとえば嗅皮質を直接刺激すると匂いが出てきます。てんかん発

作が11歳から始まった22歳のある女性は味と匂いを感じています。ということは、レム睡眠中に匂いを想像できる部位が何らかの具合で（たとえば脳幹からの刺激で）「ふと」活性化されて、意識できることがあるのでしょう。

　私もこれまで、匂う夢と味わう夢を数回見ています。私はいつも講演のあとに、皆さんに匂いの夢や味覚の夢があるかどうかの質問をしています。ほとんどの方がないと答えられましたが、何回かみたことがあるという答えが必ずありました。ところが、「いつも匂いがある」と答えた方も1人いました。長い間不思議だと思っていたら、一昨年、私が長年住んでいた食の都リヨンで、画期的な発見がありました。友人に教えてもらったのです。

　フランスは香水で有名ですが、さまざまな種類の香りをいとも簡単に想像できると豪語する熟練した香水鑑定人を被験者にして脳イメージングで調べてみたのです。そうすると、実際に嗅いだときと同じ部位である嗅皮質だけではなく、眼窩皮質や記憶に重要な海馬（図10-3と17ページ参照）にも活動上昇が認められたのです。記憶から香りを引き出しているのでしょう。それならば、夢でいつも匂いが出てくることも不思議ではなくなります。とはいえ、普通の人では、匂いに関しては、想像も夢見も難しいことはたしかなようです。

外界からの刺激

　さて、眠っている人に匂いを嗅がせたり羽根でくすぐったりの悪戯をしたことはありませんか？　嗅覚はほとんどの動物種で視覚と同じくらいの（夜行性ならなおさら）重要な感覚です[1]。実験では

---

[1] 嗅覚があまりよくないのが、イルカなどのクジラ族とヒトです。

空腹ならば、わずかな匂いで動物は眼を覚まします。満腹しているときには感度は落ちるようです。眠っているときには、一般に嗅覚系の活動は低下していて、レム睡眠ではさらに低下しますが、悪臭の場合は別です。

　睡眠時に強烈な匂いを嗅がせた場合、目覚めるかどうか試した実験があります。鼻にチューブを入れてハッカの香りを嗅がせると、浅い睡眠では92％が目覚めましたが、深い睡眠、レム睡眠では効果がありませんでした。ピリジンの強烈な悪臭では、深い睡眠では無効でしたが、やや深い睡眠とレム睡眠では30〜45％が目覚めるので、眠っているときにも匂いはある程度脳に入ることがわかります。

　一方、以下に説明するように、睡眠中に何かの匂い刺激を与えても匂わないけれど、ほかの形で夢にあらわれるという報告があります。つまり匂いを意識はできないけれども、扁桃核などの辺縁系に流れ込んだ刺激が記憶に働きかけて、なんらかの像を作り出すと考えられます。

19世紀の実験

　モーリー（図3-2、27ページ）は1878年眠っている間に、いろいろな刺激を助手に与えてもらい、みずから夢の内容を記録し、それらの刺激が夢に取り込まれるという報告をしています。ざっと訳出してみると、たとえば、

1. 鳥の羽根で唇と鼻のてっぺんをくすぐってもらうと、樹脂を顔に当てられ顔の皮を引き剥がされるような恐ろしい刑罰を受ける夢
2. 離れたところからピンセットをガチャガチャさせると、鐘の音

が聞こえ、それが目覚まし時計の音に変わっていった夢、それは 1848 年 6 月の昼日中だった

3. 香水（オーデコロン）を吹きかけてもらうと、香水店にいる夢で、そのうちエジプトのカイロにいるようだったが、それは店の中だった。そのあとは何だかわけのわからない冒険が続いた
4. マッチを燃やして嗅がせられたときに、窓から海の風が吹き込んできて、火薬庫が爆発する夢
5. 首筋を軽くつねってもらうと、薬を塗られている夢で、それで子どもの頃にかかった医者を思い出した夢
6. 灼けた熱い鉄で遠くから顔を暖めてもらうと、運転手（おそらく強盗）が火事の家に入りこんで、カネはどこにあるとわめく夢、その考えは以前読んだことのある本の内容にあったこと
7. 耳元で parafagaramus とささやいてもらった場合、何も聞こないし、内容も漠然としていた。それで、今度は maman と何度もささやいてもらったが、ミツバチの羽音にしか聞こえなかった
8. 水を一滴額にたらしてもらった。私はイタリアにいてワインを飲んでいた
9. 赤い紙で周囲をかこった明かりを眼の前で動かしてもらった。ドーバー海峡にいて激しい嵐、稲妻や雷雨にでくわした

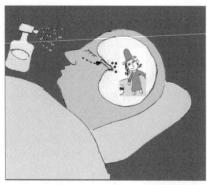

図 10-4　眠っている間に、匂いを嗅いでも夢に直接出ることは少なく、ほかの内容になってしまう。

10 嗅いだり、食べたり、珍しい夢

などです。

これらの例では刺激を与えたときの睡眠状態が、レム睡眠であったか徐波睡眠であったかは、19世紀当時はもちろんわかりませんでしたが、夢の内容をかなりしっかり思い出すことができたことから、一部はレム睡眠中にみた可能性は否定できません。とはいえ、嗅覚についてはレム睡眠中に脳内への移行がかなりブロックされているはずですし、当時の明かりが現在ほど明るいとは思えませんので、この話が本当であるならば、再実験をしてみる必要があるでしょう（142ページ）。

サンドニ侯爵は、召使いに「いつの日でもよいから、眠っている間にこの香水をベッドに振りまいてくれ」と、と頼んでおいたところ、ある日、田舎の夢をみました。村の景色、栗の木、岩山、山々などがありありと見えたので、今度は、いろいろな香水を混ぜたものを振りまいてもらったら、いろいろな夢をみるだろうと考えてみました。結果は何が何だかわからなくなりましたが、中国産の花を粉にして振りかけられたのを吸ったところ、幻想的な東洋の夢をみたと報告しています。

この場合、香水の匂いは脳内に入ったのですが、匂い自体は意識にあらわれなかったのです。そして、別な経路をとおって、映像として意識されたことになります。この経路は現在あきらかではありませんが、次に述べるように嗅覚を識別する辺縁系が香りと関係のありそうな記憶を引き出して、視覚回路で映像化した可能性があります。

現代の実験

さて、現代のモーリーやサンドニ侯爵はいるのでしょうか。ドイツのシュレードルは彼らと同じようなことを現代的な方法で試して

みました。鼻腔の中に管を入れて、レム睡眠中にバラのかぐわしい香り、または卵の腐ったような硫化水素の匂いを入れてみたところ、直接に匂いを感じた人はいませんでした。けれども、匂いに関連した内容の夢はどちらも15％ほどの被験者が体験しています。夢の内容はバラ組が快く、腐敗組が不快なものでした。

シュレードルによると、匂いは新皮質へは伝わらず、まず古い動物脳である辺縁系を直接刺激して、快不快の価値判断がされ、それから新しい脳に情報を送る結果このようなことになると説明しています。なるほど‥‥。

ところで、新古今和歌集では、

「橘のにほふあたりのうたた寝は夢も昔の袖の香ぞする」
（皇太后宮大夫俊成女）

「帰り来ぬ昔を今と思ひ寝の夢の枕ににほふ橘」　　（式子内親王）

の２首が有名で、夢のなかに直接香りが出てきますが、それこそ技巧に走りすぎて、本当とは思えません。技巧を楽しんだ歌会だったのでしょうか。それとも本当に香りを感じたのでしょうか。楽しい謎です。

味と食欲の夢

以上のように匂う夢はめったにありませんが、食べる、味わう、触るなどの夢もあまりありません。夢のなかではご馳走が目の前に並んでいても、どうしたわけか食べるところまで行かないものです。うまい具合に食べることができて、口の中に入れても味がしません。最近の約3,000の夢を調べてみても、食べる夢は

10 嗅いだり、食べたり、珍しい夢

1％にしかなりません。とはいえ、一生に何回かというならば、40％ほどの人々が味を感じる夢をみたと報告しています。

味覚は舌の味蕾から顔面神経・舌咽神経・迷走神経などを経て延髄でリレーされて、視床に伝わり、さらにリレーされて島皮質の味覚分析部位にたどりつきます（図10-5）。これはボトムアップです。島が病気で壊れると何を食べても味がしません。味気ない話です。そして、もう少し前方の眼窩皮質で匂い情報と混ぜ合わされ、さらに情動中枢の扁桃核で価値判断がなされます。

トップダウンだと、前頭前野が命令して味を想像するのですが、少し難しいようです。おそらく、ふだんは味を想像できないように抑制がかかっているのでしょう。けれども、目覚めているときの実験で、梅干しをイメージしてもらうと、味覚分析部位の活動が高まります。レム睡眠中に偶然この部位が刺激されれば、味わう夢を体験できるはずです。

味の夢は、稀ながらもみられています。エリスですが、「放浪者からもらった生のジン酒を無理矢理飲まされると、その酒の熱い焼け付くような味がはっきり識別できた」と述べています。入眠時心像では、モーリーがソーセージや油を味わっています（26ページ）。筆者は一生に一度だけですが、ワサビの辛さが忘れられません。

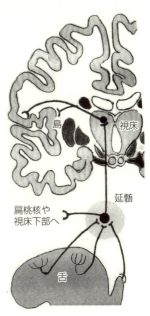

図10-5　味覚の伝達経路

食後の夢

　フロイトは「夢では願望が実現する」と主張しました。動物の欲望のうち、もっとも基本的なものは食欲と性欲です。デメントたちは 24 時間水やジュースなどの液体を飲ませないで実験したところ、「飲む」という夢は報告されませんでしたが、「ミルクをあたためた」とか、「誰かがグラスをもって乾杯と言いました」というような間接的な（フロイト流に言えば変形された）内容の報告がいくつかありました。今度は「水を大量に飲ませたあと、尿意を催す夢をみるでしょうか」という課題では、強い尿意で目を覚ますことはあっても、排尿の夢はなかったことが確かめられています。

　なお私はお腹いっぱい食べたあとに悪夢をみることがたびたびです。医聖ヒポクラテス全集の「夢」では、「食べ慣れないものを食べ過ぎると、巨人がやってきて人をおどかす」と述べられています。精神分析学者によると、「食べ慣れないものや消化に悪いものを食べたり、あるいは胃が膨満すると悪夢をみる」のだそうです。

　ニールセンは夢に影響を与える刺激について長く研究してきた学者ですが、「眠る前に食べたものによって夢が左右されるだろうか」という彼の最近の論文がとても面白かったので紹介しましょう。

　1904 〜 1925 年にわたって大人気だったマッケイ描くところの新聞掲載漫画の『チーズ・トースト悪魔の夢』を紹介しています（図10-6）。（スパイスの強いとろけたチーズ・トーストを食べた後に夢をみて）交通事故で死に、天国への道を天使に聞くと、「天国はおまえの行く所じゃない」、と言って追い出され、なんと溶けたチーズに身体ごとくるまれて逃げられなくなります。「何の因果で、こんな罰を受けなきゃならんのだ」と苦しんでいるところで目が覚めてほっとするストーリーです。

10 嗅いだり、食べたり、珍しい夢

それ以来、食べ物が夢の内容に影響を与えるという考えが広まりました。そこで、チーズ会社は（名誉挽回のためか）200人集めて、実験をしました。そして「チーズを食べても悪夢は引き起こされない」という結果が出てほっと胸をなで下ろしたのです。しかし、「チーズの種類によってみる夢が違う」ということもわかったらしいのですが、企業の内部研究だったので、科学論文として発表はされませんでした。

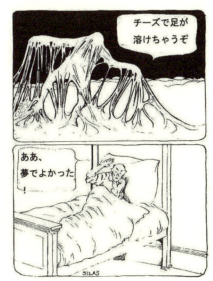

図10-6　マッケイの新聞漫画『チーズ・トースト悪魔の夢』の一部。(Nielsen, & Powell, 2015より)

「食べ物が夢の内容に影響を与える」研究はほとんどないので男性7人、女性42人でニールセンたちが予備実験をしてみたところ、結果は、しっかりした食事をする人々の夢は、たとえば、空を飛ぶ、セックスなど夢の内容が豊かでバラエティーに富んだものでしたが、ファーストフードしか食べない人々の夢はその反対でした。

「食べる夢」を一生に一度以上みるのは普通の人で30％ですが、摂食障害の患者たち（過食症で58％、過食拒食症で44％）ではより多くみることが報告されています。拒食症では26％で普通の人と同じです。過食症の夢は、長々としていることが多く、その内容は非友好的、攻撃的で、非常に情緒的なのが特徴です。

光を当てると何の夢をみるか

 聞こえる夢のところで、レム睡眠中に音刺激を与えると変形されて夢の内容になることを話しました。それでは、さきほど触れたモーリーの睡眠中に光を当てるとどうなるか、という問題ですが、26ページで説明したように、薬と絆創膏で瞳孔と瞼が開いた状態にした実験では、目の前に見せた物体の夢はみられませんでした。明るい光を当てたことで、「明るい光を見た」という内容はありましたが30例のうち4例にすぎませんでした。網膜にうつった映像情報は変形されることもなく、夢の内容にもならなかったのです。モーリーのドーバー海峡での稲妻の光は「明るい光」の感覚が変容した可能性がありますが、当時の蝋燭の暗い光で稲妻が惹起されるかどうか、疑問が残ります。

 眠っている間に光が見えるかについて、かなり以前の実験ですが、鳥取大学におられた大熊輝雄さんが得られた結果は興味深いものでした。フラッシュ光を5発与えたときに指先で回数をボタン押ししてもらう場合、睡眠が浅い段階では反応は正確で、光を感じて、運動反応もできることがわかりました。眠りが深くなるほど、不正確になります。レム睡眠時には運動反応はみられないので起こして確かめると、「夢をみていた」「夢のなかでボタンを押した」「実験者が押さなくてもよいと言った」という答えで、レム睡眠時にも光を感じている結果でした。光も脳内に入ると考えてもよいでしょう。

休憩室

知覚の言語への置き換え

　意識できる知覚があっても、言語に置き換えることはなかなか難しいものです。匂いでしたら、「くさい」以外には「酸っぱい匂い」とか「甘い匂い」など、味覚のほうで置き換えることが多いようです。味には、「甘い、酸っぱい、苦い、辛い」に最近加わった「うまい」の5要素がありますが、テレビで料理番組をみていると、決まって「おいし〜〜い!!」「うま〜い!!!」という感嘆の表現くらいしか出てきません。あるいは、「何かの味に似ているね」と、ほかのものに転化してしまいます。痛みも「ズキズキ」「ジーン」、「ピリピリ」などです。

　色彩なら、赤だけでは表現が難しい場合、夕焼け色とか、あずき色とか、バラ色とかいろいろあります。音なら音楽的表現があります。味や匂いや痛みの語彙が少ないのは、まず脳内に想像するのが難しいので、それに対応する言葉（つまり変換された信号）も数少なくなること、それに味や匂いや痛みがより本能に訴える原始的な感覚なので、その場にいる仲間に言葉で伝える必要もなく、言語に変換されにくいものだからでしょうか。

　語彙が少なければ、記憶の取り出しもそれだけ難しくなります。ですから、ソムリエや料理人、香水の鑑定家など食や香りに関するプロは、語彙を増やすように努力しています。香水なら「バラやラベンダーの香り」、ワインなら、「麦わらのような」「果実のような」だけではなく、「森を歩いているときに吹いてくる風のような」などの表現を作り出しています。これは大切なことなのです。というのも、このように語彙を増やすことによって、脳の多くの部位を同時にはたらかせることができ、また、記憶を増やすことができるからです。

味覚は舌による味覚だけで成立しているわけではありません。風邪をひいたとき、鼻をつまんで食べたとき、食べているときに悪臭があるときなどは、本当の味がわからなくなります。したがって、嗅覚に影響されています。もう少し前方の眼窩皮質で匂い情報と混ぜ合わされるので味には匂いが必要なのです。そしてその情報は情動中枢の扁桃核に流れるので、「うまい、まずい」に感情が入ってきます。

　「のどごし」という感覚もあります。ビールなどは「のどごし」で飲んでいる感じです。またお腹がすいていれば、何でも美味しくなってくるのは視床下部が、楽しく食べていると線条体の快楽回路が、気分が落ち着かないと何を食べているのかわからなくなるのは情動に関係する扁桃核が味覚に関与しているからです。

　「見た目にきれい」とか「おいしそう」という視覚情報も大切です。「舌ざわり」や「歯ざわり」も。うるさいところでも暑苦しいところでもあまり食欲がわきません。「食べること」にはすべての感覚がかかわっているのです。

　それに、食事に関するいわゆる「蘊蓄(うんちく)」もかなりの影響があります。これは記憶に関与する回路を刺激します。実際、ソムリエが味見をすると海馬の記憶回路がはたらくことがわかっています。ですから食事は単に「味をみる」だけではなく、「風味(flavor)」を味わっているのです。

触る、痛い、歩く、走る

　冷水刺激は脳に伝わりやすいことが知られています。脳は痛覚にも敏感です。目覚めているときには、痛みを感ずると手や足を引っ込めます。しかし、眠っているときには、反応は鈍くなります。痛みが強くなればなるほど、脳は反応し、ある強さを超えると目を覚まします。実は「痛み」は睡眠や麻酔の深さを測るためによく使われてきたアイテムなのです。以前はつねったり、ピンセットでつまんだりしていましたが、それでは不正確なので、最近ではレーザーで46度ほどの熱を与えて、あるいは血圧を測るときのパフで手足に圧力を与えたりして、脳の反応をみています。

触る夢・痛い夢

　レム睡眠中に痛みを与えると痛みに関連する夢をみるのでしょうか。そこで、重篤な火傷で救急車で運ばれてきた患者28名に質問をしたところ、63の夢のうち19が痛みに関するものでした。質問ですから、詳しく調べたわけではありません。眠れない場合もあって、夢のように思えるものも含まれていますし、このような報告をした患者は治療中の痛みを大げさに訴える傾向があります。それでも、健康な人々に比べてみれば多いので、痛みが夢の内容に影響を与えていると考えてもよいかもしれません。

　今度は、一度は痛みの夢をみたことのある健康な被験者で、レム睡眠中に痛みを与える実験をしたところ、31%の夢の内容が痛みに関連していました。痛みは直接的な危害ですから、情動に訴えるも

のがあり、辺縁系を介して皮質にはたらいて関連夢をみると思われます。

一方、さきほどの火傷の場合の残りの44の夢と健康な被験者の70％の夢では痛みを感じていないことになります。レム睡眠中には痛みが脳内でブロックされているか、無関心になっていると考えられます。無関心というのは、ほかのもっと面白いことに気をとられていると、痛みを忘れることがある、という意味です。痛いところを意識するともっと痛くなりますが、ほかのことに注意を向けると何とかなるのです。ラグビーでケガをしてもそのまま走り続け、あとになって痛みを意識するのです。

多くの場合、痛みを与えても目が覚めませんが、夢に取り込まれたりします。その原因を探るために実験をすると、痛みを受け取る脳の部位は覚醒時と同じようにはたらいているので、痛みを受け取っていますが、帯状回（65ページ）は眠っていました。帯状回は痛みに対して苦痛を感じるところで、頑固な激痛がある場合、手術で活動を低下させると痛みはあっても苦痛はなくなります。つまり、レム睡眠中に痛みは感じても苦痛は感じなくなっていると考えられます。

痛みを外から与えなくても、夢で痛みを感ずることがあります。何か思いがけず良いことや信じられないことがあると、「ほっぺたをつねっても痛くないから夢に違いない、今は痛いから本当なんだ」とよく言われます。しかし、夢でも痛いことがあるのです。私は夢で頭を机の角にぶつけてとても痛い思いをすることがあります。もちろん、それほど多く出てくるわけではありませんが。

「熱い、冷たい」についてですが、眠っている人に冷水をかけた実験では、水に関係する夢が報告され、冷たさが夢に取り込まれることが知られています。

ところで、私の悪夢といえば、くすぐられることで、お腹や足の裏をくすぐられるのですが、それがずっと続くので、苦しいのです。つまり、たまたま、くすぐったく感じる部位

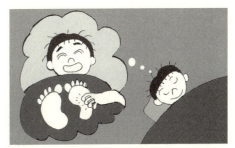

図11-1 くすぐられる夢。

の大脳皮質が刺激されると、他者にされていると思い込んでいるのでしょう。

　くすぐったい感覚の不思議なところは、他人にされるとくすぐったいのに、自分でしてもすこしもくすぐったくないことです。眠っている間にくすぐった実験は現在のところないので何とも言えないのですが、レム睡眠から目覚めたあとにくすぐるとどうなるかの実験があります。するとレム睡眠から目覚めたあとに自分でくすぐってみると、くすぐったいのです。統合失調症の患者で幻聴のある人にもこのような反応がみられます。これは、自分が自分にではなく、誰か他の人にされていると認識していることになります（されている体験）。まだ異論もあるので、結論は出ていません。

歩く夢、走る夢

　歩く夢、走る夢、踊る夢は多くの人々が体験しています。原始的な感覚なので出てきやすいと言えます。目覚めているときには、スポーツ、とくにイメージ・トレーニングで、たとえばゴルフのスウィング、100メートル走のスタート・ダッシュ、サッカーのシュート、フィギュア・スケート、体操など容易に脳内にイメージ

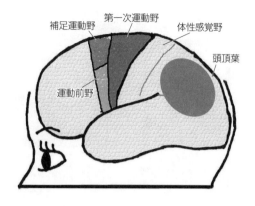

図11-2 運動をイメージすると活動する部位。

することができます。

　目の前で運動を見ていたり、運動イメージを脳裏に思い浮かべると、メロディを思い浮かべたときと同じように、補足運動野や運動前野、第一次運動野の活動が高まります（図11-2）。

　最近の研究で脳内の運動領を電流で刺激すると、運動しているイメージが出てくることがわかりました。ですから、脳幹からの刺激で、運動は夢にあらわれやすいと言えるでしょう。

常識をひっくり返すような不思議な夢 ── 幻肢

　もっとも劇的な夢は、事故や病気で四肢のどれかを手術で切りとられてしまった人の夢です。目覚めているときにも、すでになくなっている脚や足、手などがあるように知覚されています。幻肢と言います。そして、存在しない肢に焼けるような痛みを感じる場合があります。脳内の回路がそのまま残っているので、そのように感じるわけです。運動命令が、切断されてなくなった腕や脚に送られると同時にこの命令のコピーが頭頂葉にある身体イメージの中枢に送られて、そこでモニターされて運動の感覚を感じているのです。

夢に関しては、1921年の調査以来10以上の報告があります。33〜80％の患者が手や脚が元のとおりちゃんとついている夢をみています。最近の3,000例におよぶ片脚切断患者での調査でも、夢のなかで24％は昔のとおり脚がちゃんとあって普通に歩いている、22％が夢のなかでは、もう脚がないのがわかっている、残りの35％があったり、なかったり、と報告しています。そして痛みは消失しています。1944年のパリ解放のために戦って、脊髄損傷を受けて歩けなくなった英雄は「65年経過して85歳になっても、夢のなかでは昔のように歩いている」とパリの医師が報告しています。「中途失明者が夢のなかでは見える」のと同じように記憶が引き出されてくる、過去に歩いた記憶が夢にあらわれて歩く夢をみるのでしょうか？　そうでもあり、そうでもないようです。

歩く感覚は先天的？

　生まれつき四肢のない人16人の場合、目覚めているときに手足があるように感じると答えた人が1人いました。残りの15人の内7人は「夢ではちゃんと手足がある」と答えています。そのなかのひとりは、奇跡が起きることで知られているルルドの教会をおとずれたときに、手足がぐーっと生え出てきた夢をみています。

　やはり生まれついて四肢が麻痺して動けない、つまり歩くこともできない若い女性ですが、憧れのパリでバレリーナになった夢では、バレリーナの格好をして、練習の棒につかまり脚を上げ、頭を上げたりするのですが、「筋肉が引っ張られて痛い」と感じたりしています。このような信じられない夢が報告されています。報告を受けたパリの病院の医師は、「脳のなかのミラー・ニューロンのせいではないか」と考えています。赤ちゃんのときから、人間はたとえ、自分が実行に移さなくても、他人の振る舞いを脳のなかで真似し

て、シミュレーションできます。このようなことを脳内のミラー・ニューロンが受け持っているわけです。四肢が麻痺していても、小さい頃から、ほかの人々のすることを見て、頭のなかで真似ていることで、さまざまな運動が脳内で実行されると考えられます。

　そして先天的な（遺伝子によってすでに組み込まれた）運動感覚回路が備わっていることが、この原因と考えられます。ヒト以外のほとんどの動物は（経験や練習なしに）生まれてすぐ歩くことができます。ヒトでも、生まれてから縛り付けておいても、ほかの子どもが歩き始める時期以降に縄をほどくと、ちゃんと歩けるのです。このような「歩く、踊る」といった運動は学習しなくても発現する、つまり、遺伝的にすでに脳内に回路が形成されていて、身体イメージが備わっているのです。したがって、四肢が麻痺していても、歩く、踊る、痛い、などの感覚は目覚めているときも夢をみているときも、存在するのです。

　いっぽう、五体満足でも、目が覚めているときに、絶対出来ないことがあります。それは空に浮かぶことや、飛ぶことです。しかし、生まれつき四肢がなくても、脳に先天的な運動回路があれば、バレーを踊る夢が見られるように、翼がなくても空を飛ぶ夢を見ることができるのです。次の章で、その理由を説明してみましょう。

脳イメージング画像や脳波を分析すると夢の内容がわかる

　目覚めているときには、2人並んで同じ物を見ると、普通は同じ物が見えているわけですから、同じような報告が得られます。ところが、夢の場合、当然のことですが、たったひとりにしか見えていません。そこで、報告してもらっても、誰にも信用してもらうことができません。しかし、みんなで話し合ってみると共通した夢体験が得られます。少なくとも、人物、風景、建物、電車などなどです。

　目覚めているときには、形を実際に見たり、イメージしてもらうと、脳イメージングの画像に変化があらわれます。そこで、京都大学の神谷之康さんと堀川友慈さんは、レム睡眠中に脳イメージングで脳の活動部位を調べ、そのときどんな形を夢にみていたかを言語報告してもらい、活動部位の画像や脳波像と形との関係を調べました。もちろん、膨大な量のデータですから、コンピュータで処理しました。その結果、脳イメージングの画像や脳波像を見れば、夢にどんな形が出てきたかがかなりの精度でわかるようになったのです。将来、さらに精度が上がって夢のなかの色や動きまでわかるようになり、さらに夢だけではなく、想像や統合失調症の患者の幻覚などもわかるようになるでしょう。考えていることまでわかったら、怖いですが。

12 空を飛ぶ
——身体から魂がぬけていく

　パリオペラ座の丸天井にシャガールのフレスコ画が飾られています。オペラの主人公たちが描かれているのですが、高いところに飾られているので、まるで飛んでいるように見えます。バチカンでも丸天井に天使たち、日本の禅寺でも天井には龍の図が飾られています。

　空中をふわりと飛ぶ夢は、気持ちの良いものです。快感がともないます。そして「これは何度もみたことがある。きっと夢にちがいない」と思ったりもします。でも、そのような夢をみることはなかなかないものです。

　スピルバーグの映画『E.T.』で主人公のエリオット少年が自転車の前のバスケットに宇宙人のE.T.をいれて走っているうちに、すーっと空に浮き上がり、大きな満月の光りの中を飛行します。宇宙人と言えば、日本では『竹取物語』の主人公かぐや姫が代表的です。ある満月の夜、故郷の月に帰って行くのはまさに平安時代のSFです。

　空を飛ぶ、宙に浮く、というのは人類の憧れでした。ギ

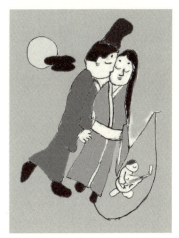

図12-1　シャガール風のかぐや姫。

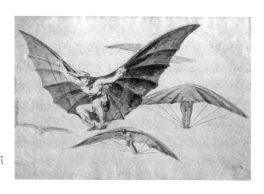

図 12-2　ゴヤ『飛ぶための方法』(1816)

リシャ神話ではオリンポスの神々は鳥のように自由に空中を飛びまわっているし、イカルスは空を飛ぶ翼を作ってみたりしています。そして飛んでいるうちに、太陽の熱で翼をつなげている蝋がとけて真っ逆様に落ちて死んでしまいます。ダヴィンチは空を飛ぶ機械を設計し、スペインの画家ゴヤは「飛ぶための方法」を描いていますし（図 12-2）、お隣の国でも夢で蝶々になってひらひらと飛ぶ荘子の『胡蝶の夢』が有名です。

　著者が頻繁にみる夢は飛行の夢で、飛行機のように飛ぶのですが、いつも地上すれすれが多く、また地下鉄のトンネルの中を走ったり、橋の下をくぐってみたり、そのあと機首を上にして垂直に上がってみたりです。宮崎アニメ『紅の豚』に同じような筋書きがあるのでびっくりしました。でも、自分の夢では好きなようにはコントロールがききませんでした。

　しかしコントロールがきくときには、好きなだけ浮き上がっていって、夜景をながめ、青い地球を眺めることができます。睡眠学者の懸田克躬さんは、1957 年発行の著書で「身を固くするとすーっと身体は空中に浮き上がって自由に進むことができるが、それは空中を泳ぐか、はずむように跳ぶ、というのがふさわしい」、と述べ

12 空を飛ぶ ── 身体から魂がぬけていく

ています。

著者自身の経験では、45年前に飛行機に乗るまでは、あまり、飛ぶ夢はみていませんが、それ以降、急激に増えていますし、また、宇宙にも興味がありますので、人間が月面着陸した頃から、空を飛んでいるうちにさらに高くのぼって青い地球が見える、という夢が多くなりました。過去の記憶が入っていることには間違いがないでしょう。1954〜2000年の間に増加したことがわかっています。シュレードルが調べてみると、ドイツ人の最近数か月の夢5,941例のうち、この種の夢が75％にのぼることがわかりました。浮遊や飛行の夢は人類始まって以来の興味の的であったことは間違いありません。

めざめているときには、バランスを担当する前庭系からの情報によって大脳皮質が重力やバランス感覚の異常などを検知していて、自分が引力で地球に引っ張られているのを感じています。それで地面に脚がしっかり着いていると感じるのです。

この重力感覚に関与する部位が、夢をみているときに、たまたま誤ったメッセージを出すと身体平衡感覚が変わって、浮遊感があらわれてくると考えられます。夢をみているあいだに、中脳や視床のある部分の神経が活動を低下すれば、同じようなことがおきる可能性があります[1]。この場合、浮遊感があるかどうかは組み合わせの

---

[1] 目覚めているときにもこのような見え方をするという報告があります。それは、「静かな森林を飛行機に乗って低空から眺めているような感じで、左上から右下に流れて見える幻視」についての神経内科医師山鳥重さんの報告です。「めざめているときに、目を閉じると自然にあらわれます。この患者では脳底動脈の閉塞が認められ、脳脚幻視症の可能性が高く、中脳や（感覚を処理する）視床特殊核の機能異常」が考えられます。「記憶されている視覚表象が現実からのチェックをうけないまま呼び出されて情報が逆行し、視覚イメージとして経験されるのだろう」、と山鳥重さんは指摘しています。

問題であるかもしれません。

　ヒトは飛行機やグライダーで空を飛べても、裸で空を飛ぶことはできません。なぜ、夢の中では浮いたり飛んだりできるのでしょうか。宇宙船の中では、宙に浮かぶことができることを知っています。でも、もっと馴染み深いのは水の中です。泳ぐときには腕と脚を運動させます。泳ぎを習うときには、先生に指導してもらうか、泳げる人を観察しながら、だんだん上達するのですが、これは「真似」や「模倣」です。先生のように真似をして泳げるように、あるいは、見ているだけでも泳げるようになります。なぜなら、脳の中に「ミラー・ニューロン」があって、それが、他人の運動をみているときに、動作を模倣しているのです。あかちゃんのとき、周りの人の言葉を聞いて、模倣して言葉を覚えるのと同じです。

　胎児のときには子宮内の羊水のなかに浮かんで、手足をバタバタさせていたわけですから、運動イメージは神経回路に残っていると考えられます。ですから運動野にイメージがわいてきます。水中だけではなく、夢の中でも、クロールでも平泳ぎでも立ち泳ぎでもできますし、空中を移動することもできます。生まれつき、手足のない人もミラー・ニューロンがあるし、運動イメージもあるので、夢の中で歩くことができます（11章）。また鳥の飛び方も模倣可能なので、ハンググライダーをも操作して何時間も高い空に浮かんでいることができるのです。

　問題は身体が、宙に浮く瞬間です。前提条件として、まず高所から落ちる本能的恐怖がなくなっていることが必要です。夢の中で、恐怖が意識されないような状態になれば、さきほど説明したように、体重がなくなる感覚が生じたときに、浮遊できるはずです。これも、ちょうどバレリーナや体操の選手が本番前に運動をイメージするように、空中に浮かぶ状態を夢の中で運動イメージすることで肉体が

浮遊するように感じられるわけです。

　脳内にある平衡や重力に関与する部位が重力を検知しないということは、身体のバランスをとっている前庭神経や、重力を感ずる皮質の領域が同時に機能低下することです。浮遊が始まって、前頭前野も活動が上がってくれば、みせかけの自由意志がきいてきて、移動できるようになるのではないかと考えられます。

　身体が軽く感じるのとは反対に身体が重く感じられるときがあります。ときどき、暑い砂漠を歩いているような夢で、足が重くて、なかなか前に進めないことがあります。命令が脊髄レベルでストップして脚にいかないこと、脳内の運動イメージが命令しても、脚からのフィードバックがないことなどを脳が感知するときにそのようになる可能性があります。ちょうど怖い夢をみたときに腰が抜けてしまって、動けなくなるように・・・。

体外離脱体験

　浮遊の夢は数千年前から宗教上意味があったわけで、不思議かつ神秘的な現象だったのです。西洋の天国では天使がつどい、東洋の極楽では仏や菩薩、天人が飛翔し、お隣の国では仙人が天をかけていました。

　そして人は死ぬと魂が肉体から抜けて、浮遊すると信じられています。かつて眠りは生と死の間の状態にあって霊魂が抜け出た身体は死んでいるも同然という考えがありました。したがって夢も抜け出た霊魂がさまざまな場所へさまよい出る状態ということです。ベスビオ火山の爆発を見に行って死んだ古代ローマの博物学者プリニウスの博物誌は奇想が多く信憑性にかけるのですが、澁澤龍彦 (1993) を抜き書きすると「クラゾメナイのヘルモティモスの魂は肉体を離れて遠くへさまよい出す習性があり、そこにいなければ知

りえないような情報をたくさん持って帰ってくるのだった。魂が抜け出ているあいだ、肉体は麻痺状態におちいっている。ところが、ある日、カタリダイと呼ばれる敵の一族が、彼の肉体を焼いてしまった。そこで帰ってきた魂は、いわば鞘のごとき肉体の中にもぐりこむことができなくなってしまった」と記述しています。また「プロコネソスのアリステネスの魂がカラスのかたちをして口から飛び出すのをみたと言う人がいる」という話もあります。このように霊魂は身体から抜け出し、身体に戻れば目がさめるし、戻らなければそのまま死んでしまうと考えられた時代もあったのです。

　夢のなかでは通常は自分がいろいろな場所に行っても、身体から魂が脱け出しているという認識はもっていません。ただ単にいつものようにどこかに行ったと思っているだけなのです。離脱体験がある、ということは、実際に、自分が自分の体を観察している場合で、たとえば、自分の葬式に立ち会っている場合などですが、この場合、離脱感そのものを抱くことが重要です。鏡に写った自分の顔や身体をみても誰も鏡の中の自分の身体から魂が抜け出したとは思わないでしょう。鏡に写った自分は虚像ということを夢の中でさえ認識しているからです。したがって、自分の肉体が眠っているとか、死にかけているとか、死んでいる、という映像や観念がわかないと、あるいは脳機能の一時的低下がなければ離脱感は味わえません。

離魂病

　夢では身体が軽くなって身体ごと浮いたり、鳥のように飛んだりしています。ふつう自分が浮遊していても自分は肉体の中にあると思っています。ところが、自分が肉体を離れてしまい、それを外から眺める場合があります。

　脳は固有感覚と言って、身体のあらゆる部分から情報を得ていま

12 空を飛ぶ ── 身体から魂がぬけていく

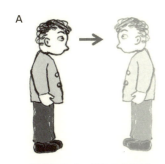

図12-3 A 自分の分身が外界に見える場合。

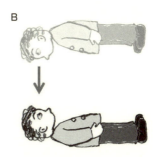

図12-3 B 自分の分身から自分を眺める場合。

す。そして自分が身体の中にいると感じています。目をつぶっていても自分の両手を背中にまわして握手させることができます。それが、脳に異常が起きると、自分が身体の中にいるのがわからなくなり、肉体がなくなって、どこかに行ってしまった、と訴える患者もいます。また、自分がもう一人の自分を見つめているというような体外離脱なら、夢の中ではいくらでも例をあげることができます。

書の大家、西川寧がその著『書の変相』(1960)に「離魂記」という題で、夢で自分を外側から眺めたという話を書いています。「冷たくは無いが暖かくもない、何とも気味の悪い僕が目の前に裸で横たわっている。なんとか、抱き取って、自分の身体に入れなければならない。顔が次第に近づいてくる、恐怖の念でいっぱいになるが、それでもなんとかしないと …。でも、うまくこの不気味な僕と合体しないと、粉みじんになってしまうような気がして、そこで目が覚めた。そのとき、昔読んだ『唐人筆記』を思い出した。その物語にでてくる女主人公は病気だったのだが、魂だけが家を出た。その後家に戻り、元からその家に残っていて病床についている自分自身と合体するという話を思い浮かべた」と述べています。

また日本霊異記では、僧景戒が自分の肉体が火葬されるのを目撃し、みずから小枝を以て焼かれている自分の肉体を突き刺し、串刺しにして裏返しにして良く焼けるようにした、と言うような不気味な夢の話もあります。

　目覚めているときに、もうひとりの自分を見る現象をドッペルゲンガー（ドイツ語で Doppelgänger）と言います。自己像幻視です。古くは離魂病と言われ、これを見るとまもなく死ぬ、と恐れられていました。側頭・頭頂の接合する部位に身体地図の入っている連合野があります。ここの不具合によって混乱がおき、自己の肉体の感覚を失ってしまう結果ですが、レム睡眠中に、この部位の活動に変化がおきるとこのような夢をみるのかもしれません。

　ブランキという神経学者が長い間この幽体離脱の研究をしていて、発作時にこの感覚をもつてんかんの患者で調べてみました。頭頂葉と側頭葉の間に前庭皮質という身体の平衡を司る部位がありますが、ここを電流で刺激すると、落下する、浮遊する、飛行する、回転するなどの感覚が生じてきます。

　弱い電流（5mA）で刺激すると、「ベッドの下の方に身体が動いてしまう」、やや強くすると「右に転がってベッドから落ちそうだ」、さらに「落ちないように身体を固定しなけりゃ」、さらに強くすると「揺れるハンモックにいるみたいだ」と答えています。

　健康な被験者での別な実験では、図 12-4 に示した部位を電流で刺激すると[2]、自分のいる位置や見えている光景

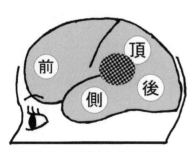

図 12-4　頭頂葉と側頭葉の境界領域を刺激すると浮遊感がおきる。

12 空を飛ぶ ── 身体から魂がぬけていく

が、ちょうど体外に離脱している感じと同じと報告します。つまり、この部位の刺激で正常な脳の働きが妨げられて、自分の身体感覚が把握できなくなるわけです。

また、自分（昔でいう霊魂）がどこにいるのかは、周囲との相互作用による複雑な知覚の絡み合った身体感覚としてふつうは身体内に知覚されるもので、外部に出ていると感ずるのは脳内に何かの変化がおきているときである、と説明しています。

複雑な相互作用的知覚とはつまり、この場所にいて、本を読んでいる、人と話している、歩いている、など周囲の状況を照会しながら、つまりフィードバックしながら、自分を感じているということです。たとえば、足の指先に痛みを感じると、自分の主体が肉体の中にいると気がつくのです。つまり、自己は周囲や肉体に対して相対的なのです。

「相対的」ですから、周囲に何もないところで、たとえば、隔離された暗室や洞窟で長期間過ごせば、自己の存在感は揺らいできます。3章で暗室での孤独を紹介しましたが、もっとそれを強調した実験があります。マックギル大学のヘッブの古典的実験では、外界の対象の視覚も触覚も生じさせないように包帯でグルグル巻きにしてしまうと、数日で幻覚が出てきます。さらに、今度は、重力を感じないように、酸素マスクをつけ、体温と同じ温度の温水タンクにつけてしまいます。この実験の企画者兼被験者になったのが、有名なマッド・サイエンティストことリリーでした。

彼は身体中の筋肉を弛緩させ心をリラックスさせると、彼の所有する肉体から離れ、光に満たされた何もない果てしない空間の中の

---

[2] 頭部に磁気を与えて、その近くに電流を発生させる方法（経頭蓋磁気刺激法 TMS）。

意識の点となった、述べています。彼は遠く離れたところにいるはずの人物やまったく面識のない人物の眼前の存在を感じました。意識の変容が起きたわけです。

もっとも彼は、小さい頃から頭痛持ちで、6, 7歳の頃、教会で意識の内面をさぐっていると、霊的な存在を感じ、神の愛を感じています。ペンフィールドの実験（6章）で側頭葉の一部を電流刺激したときと同じ反応です[3]。

総合してみると、目覚めている間は、テンカン患者ではない場合、あるいは臨死体験でもしないかぎり、体外離脱体験はめったにないことですが、夢の中では、条件がかなり備わっています。外界からの刺激がなく、筋肉の緊張がとれ、脳の一部が脳幹からの刺激で活性化される、ということです。

ここまでの説明で、「夢は脳の不完全な覚醒状態での意識」であることがおわかりいただけたかと思います。

では、そんな夢に何の意味があるのでしょうか？　最近の研究によると、夢は記憶の整理、感情の安定化、脳の発達などに重要な役割を果たしていることがわかってきました。それは次の機会にお話しすることにしましょう。

---

[3] 前述のように、体外離脱体験はてんかんの患者のなかに多く見られます。158人の患者のうち発作中あるいは発作後に体外離脱を体験したのは10人と報告されています。いくつかの文献では、いつも自分が体外離脱していると感じている患者で調べてみると、視覚野の活動は低下していて、左側頭葉と頭頂葉が隣接する領域、運動補足野、小脳の活動がたかまっていました。と言うことは、浮遊感が感じられていて、身体感覚や自分がどこにいるのかの空間認識が変化していると考えられます。

2015年に新しいデータが加わりました。辺縁系です。空間の記憶をもっている海馬と以上に述べた自己を存在知覚する部位の働きをまとめているのが夢遊病のところで出てきた帯状回後部です（65ページ参照）。

12 空を飛ぶ ── 身体から魂がぬけていく

休憩室

夢に見ゆ

　夢の中では、自分が浮遊するほかに、他の人物や霊魂が浮遊してくることがあります。それが恋人や神仏や天使、死んだ両親ならば良いのですが、恨めしげな幽霊やこわい悪魔がでてくると困ります。生き霊も怖い存在でした。紫式部『源氏物語』では、嫉妬に狂った「六条御息所」の生き霊は夢の中で体外離脱して嫉妬すべき相手、源氏の正妻「葵の上」にとりつきます。六条御息所本人はなにもおぼえていません。フロイトなら喜んで、「無意識」の願望が『源氏物語』にすでに描かれている、と言うかも知れません。

　とりつかれた葵の上は生き霊に苦しめられます。一方、生き霊の方も調伏されて苦しがり、「調伏をゆるめて」などと源氏に頼むところや、調伏のときに使った芥子の種が外出していないはずの六条御息所の衣裳についているところなどが、小説としてよく出来ています。この時代の人々は、それなりにこのようなことが事実であると信じていました。だからこそ小説として面白いし、迫力もあるのです。

　宗教学者の河東仁さんによると、かつては「夢に見ゆ」というのが自然で、「夢を見る」とは表現しなかったと言います。つまり、主語は「私」ではなくて、「私以外の誰か」が私の夢に訪れてくるものなのです。ですから、神仏も、鬼も、恋人もむこうからやってくる存在だったのです。夢のある話だとは思いませんか。

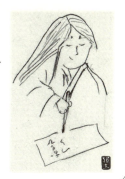

「思ひつつぬればや人の見えつらむ　夢と知りせば覚めざらましを」　小野小町

163

あとがき

　ここまで睡眠中の意識についてお話してきました。眠り始めてから朝目覚めるまで、意識の状態が一様ではないことをわかっていただけたでしょうか？　眠っている間に、脳の神経細胞は昼間の疲れを取り去り、栄養を補給して、じっくり休養をとって明日のために備えます。と言っても、すっかり眠り切っているわけではありません。外界の様子を察知して、問題が起きると、目覚めることができます。ベッドから落ちたりしませんし、尿意があればトイレにも行けます。

　眠っている間にみる夢の性質について説明しましたが、「夢に何の意味があるのか」や「夢の中の自意識」、「悪夢」などについては紙数の都合で触れませんでした。次の機会に取り上げてみることにしましょう。また、今回はフロイトやユングについては述べませんでした。フロイトは科学者仲間からは学説が荒唐無稽として一度は否定されましたが、最近ではあらためて見直されています。それは、フロイトの言う「経験が夢にあらわれる」「日常生活は無意識（潜在意識）に左右される」という経験主義が、「脳は過去の記憶を基礎として行動を起こす」という意味で認知心理学によって支持されてきているからです。（学習や記憶の再構成、情緒の安定などもレム睡眠時に行われるなど。）

　一方、遺伝子工学と進化心理学のほうでは、ユング的な考え方も支持しているようです。アフリカの狭い地域から派生した人類は世

界に広く拡散して、現在はさまざまな異なった文化をもっているようにみえても、人類に共通した先祖の記憶が各人の脳の奥底からの刺激によって（自分の自由にはならない）夢というかたちであらわれ、その内容は太古の人類の生存に必要だったものが多いので、世界中でみな似たような夢をみるなど、集合的無意識に関連する考え方があります。脳の奥底からの刺激はデタラメではなくて、何らかの遺伝情報をもっていて、脳のはたらきを一定の方向に誘導するのかもしれません。

そして睡眠学や夢学の発展によって、悪夢や精神的外傷PTSD、不眠などを治療するための臨床部門にも新しい考え方が出てきています。それは次の機会に説明しましょう。

筆者は小さい頃は鉄腕アトムのようなロボットをつくりたいと思っていましたが高校生のときに組体操の土台をやらされました。まだ体がしっかりしていないときだったので、立ち上がるときに重さに耐えかねて崩れ、脊椎を破損、手術をしました。そのときの麻酔のために自律神経系が機能不全になり、激しい嘔吐が長く続いて、食べるに食べられず、栄養失調になって死にそうになったときに夢にみた光景が忘れられません。何とか生き返ったときに、「あの世にいったらどうなるのかなあ」、「考えなければ自分はいないのと同じかなあ」などなどと考えて、それ以来、何ともつかみどころのない意識の研究をすることを決心、インド哲学にもフランス哲学にも興味はあったのですが、実験科学である心理学にしました。

フランスまで出かけて行ったのは、そこにミッシェル・ジュヴェという夢の研究をしているえらい先生がいたからです。それ以来、ずっと、40年間も飽きずに夢や意識の研究をしてきました。そこで得た結果を何とか多くの人に知っていただきたいと思い、新曜社の塩浦暲さんにお願いしたところ、快く承諾してもらえただけでは

あとがき

なく、文章でも、ときどき寄り道をさせていただいたり、私の趣味であるイラストまでたくさん載せていただくというような「わがまま」まできいて下さって、とてもありがたく思っております。

著者

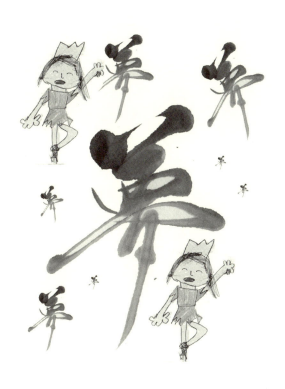

参考文献

デメント, W. (1975) ／大熊輝雄訳『夜明かしする人、眠る人』みすず書房.
エリス, H. ／藤島昌平訳 (1941)『夢の世界』岩波書店 (岩波文庫).
ファインマン, R. P. ／大貫昌子訳 (2000)『ご冗談でしょう、ファインマンさん（上）』岩波書店.
ホブソン, A. ／井上昌次郎訳 (1992)『夢見る脳』どうぶつ社.
堀忠雄編 (2008)『睡眠心理学』北大路書房.
神仁 (2005)「宗教の目利きになろう」『大法輪』7月号, 114-119.
ジュヴェ, M. ／北浜邦夫訳 (1997)『睡眠と夢』紀伊國屋書店.
ジュヴェ, M. ／北浜邦夫訳 (1997)『夢の城』紀伊國屋書店.
懸田克躬 (1957)『眠りと夢』岩波書店.
河東仁 (2002)『日本の夢信仰』玉川大学出版部.
北浜邦夫 (2000)『ヒトはなぜ、夢を見るのか』文春新書.
北浜邦夫 (2009)『脳と睡眠』朝倉書店.
北浜邦夫監修 (2005)『夢、うつつ、まぼろし』インターメディカル.
桑田道夫 (1982)「色・音・臭」『楽叢書第1冊・夢について』京都芸術短期大学, pp.55-60.
松本淳治 (1995)『眠りと夢を科学する』大月書店.
Maury, A. (1865) *Le sommeil et les rêves*. Didier et Cie, Paris.
宮城音弥 (1953)『夢』岩波書店.
宮崎総一郎・佐藤尚武 (2013)『睡眠検定ハンドブック』全日本病院出版会.
宮崎総一郎・林光緒・内田直編 (2014)『睡眠のトリビア』中外医学社.
宮崎総一郎・北浜邦夫・堀忠雄編 (2016)『睡眠のトリビア2』中外医学社.
西川寧 (1960)『書の変相』二玄社.
ペンフィールド, W. ／塚田裕三・山河宏訳 (1977)『脳と心の正体』文化放送開発センター出版部.
サン＝ドニ, H. ／立木鷹志訳 (2012)『夢の操縦法』国書刊行会.
澁澤龍彦 (1993)『私のプリニウス』青土社.〔新装版 (2014) 河出書房新社.〕
澁澤龍彦 (2000)「人語をあやつる雄鳥」『夢のかたち』河出書房新社（河出文庫）.
鳥居鎮夫 (1987)『夢を見る脳』中央公論社（中公新書）.
鳥居鎮夫編 (1984)『睡眠の科学』朝倉書店.

図版出典一覧

図 1-5, 6-6　閑古堂夢邦遊山人臨書

図 2-3　Rechtschaffen, A. and Kales, A. (Eds.) (1968) *A manual of standardized terminology, techniques and scoring system for sleep stages of human subjects*. Washington, D. C.: Public Health Service, U. S. Government Printing Office.

図 2-4　Stanford sleep disorder center

図 2-6, 7, 8, 9　北浜邦夫 (2008)「精神の物質的基礎」繁桝算男・丹野義彦（編著）『心理学の謎を解く』医学出版, pp.165-195.

図 4-3　Mosso, A. (1881) *Über den Kreislauf des Blutes im menschlichen Gehirn: Untersuchungen*, pp.42, 65.

図 4-4　北浜邦夫 (2014)『脳科学ちょいといい話』*BRAIN MEDICAL*, 26, p.411.

図 4-5, 6　Kajimura, N., Uchiyama, M., et al. (1999) Activity of midbrain reticular formation and neocortex during the progression of human non-rapid eye movement sleep. *Journal of Neuroscience*, 19: 10065-10073.

図 4-7　Cicogna, P., Natale, V., Ocehionero, M., & Bosinelli, M. (2000) Slow wave and REM sleep mentation. *Sleep Research Online*, 3: 67-72.

図 4-8　Aritake, S., Higuchi, S., et al. (2012) Increased cerebral blood flow in the right frontal lobe area during sleep precedes self-awakening in humans. *BMC Neuroscience*, 13: 153.

図 6-2　ペンフィールド, W. (1977)／塚田裕三・山河宏（訳）(2011)『脳と心の正体』法政大学出版局.

図 6-3　Penfield, W. & Perot, P. (1963) The brain's record of auditory and visual experience. *Brain*, 86: 595-696.

図 6-4　北浜邦夫 (1999)『ミクロスコピア』16(4): 33-37, 安富佐織画

図 7-6　Braun, A. R., Balkin, T. J., Wesensten, N. J., Gwadry, F., Carson, R. E., Varga, M., Baldwin, P., Belenky, G., & Herscovitch, P. (1998) Dissociated pattern of activity in visual cortices and their projections during human rapid eye movement sleep. *Science*, 279(5347): 91-5.

図 7-7　北浜邦夫 (2014)『脳科学ちょいといい話』*BRAIN MEDICAL*, 23, p.309.

図 7-8　北浜邦夫 (2014)『脳科学ちょいといい話』*BRAIN MEDICAL*, 25, p.91.

図 9-2　Wiliams, H. L. (1967) The problem of defining depth of sleep. In S. S. Kety et al. (eds.) *Sleep and altered states of consciousness*. Baltimore: Williams

& Wilkins, pp.277-287.

図 9-4　Halpern, A. R., and Zatorre, R. J. (1999). When that tune runs through your head: A PET investigation of auditory imagery for familiar melodies. *Cerebral Cortex*, 9, 697-704.

図 10-1　St Denys, H. de (1867) *Les Rêves et les moyens de les diriger; Observations pratiques*. Paris: Librairie d'Amyot, Éditeur, 8, Rue de la Paix.

図 10-3　Saive A. L., Royet J. P., Plailly J. (2014). A review on the neural bases of episodic odor memory: From laboratory-based to autobiographical approaches. *Frontiers Behavioral Neuroscience*, 8: 240.

図 10-6　Nielsen, T. and Powell, R. A. (2015) Dreams of the Rarebit Fiend: food and diet as instigators of bizarre and disturbing dreams. *Frontiers in Psychology*, 6: 7.

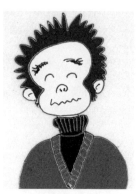

サル年生まれの著者

著者紹介
北浜邦夫（きたはま・くにお）

　東京都医学総合研究所睡眠プロジェクト客員研究員。1944 年東京生。1971 年、東京大学人文科学系大学院心理学科からフランスに留学。リヨン大学医学部実験医学教室にて睡眠と夢に関する研究に従事。1980 年より 2009 年までフランス国立科学研究所神経科学部門リサーチ・ディレクター。理学博士・医学博士。睡眠の発生メカニズム、レム睡眠の機能がテーマ。

　著書に『ヒトはなぜ、夢を見るのか』（文春新書、2000）、『脳と睡眠』（朝倉書店、2009）、訳書に『睡眠と夢』『夢の城』（ジュヴェ, M. 著、紀伊國屋書店、1997）、編著に『夢、うつつ、まぼろし』（インターメディカル、2005）、『睡眠のトリビア 2』（中外医学社、2016）など。

夢

初版第1刷発行　2016年12月20日

著　者　北浜邦夫

発行者　塩浦　暲

発行所　株式会社　新曜社
　　　　101-0051　東京都千代田区神田神保町3-9
　　　　電話（03）3264-4973（代）・FAX（03）3239-2958
　　　　e-mail：info@shin-yo-sha.co.jp
　　　　ＵＲＬ：http://www.shin-yo-sha.co.jp/

印　刷　星野精版印刷
製　本　イマヰ製本所

ⓒ Kunio Kitahama, 2016. Printed in Japan
ISBN978-4-7885-1505-5　C1011

---- 新曜社の本 ----

遺伝子を生かす教育
行動遺伝学がもたらす教育の革新

K. アズベリー & R. プローミン
土屋廣幸 訳

A5判192頁
本体2300円

知能と人間の進歩
遺伝子に秘められた人類の可能性

J. R. フリン
無藤 隆・白川佳子・森 敏昭 訳

A5判160頁
本体2100円

脳科学革命
脳と人生の意味

P. サガード／無藤 隆 監訳
松井由佳・松井愛奈 訳

四六判424頁
本体4200円

ロボットの悲しみ
コミュニケーションをめぐる人とロボットの生態学

岡田美智男・松本光太郎 編著

四六判224頁
本体1900円

「日本人」の心の深みへ
「縄文的なもの」と「弥生的なもの」を巡る旅

松本憲郎

四六判240頁
本体2400円

性格はどのようにして決まるのか
遺伝子、環境、エピジェネティックス

土屋廣幸

四六判208頁
本体2100円

社会脳シリーズ 全9巻　　苧阪直行 編　　四六判198〜424頁

1. **社会脳科学の展望** 脳から社会をみる　　本体2800円
2. **道徳の神経哲学** 神経倫理からみた社会意識の形成　　本体2800円
3. **注意をコントロールする脳**
   神経注意学からみた情報の選択と統合　　本体3200円
4. **美しさと共感を生む脳** 神経美学からみた芸術　　本体2200円
5. **報酬を期待する脳** ニューロエコノミクスの新展開　　本体2200円
6. **自己を知る脳・他者を理解する脳**
   神経認知心理学からみた心の理論の新展開　　本体3600円
7. **小説を愉しむ脳** 神経文学という新たな領域　　本体2600円
8. **成長し衰退する脳** 神経発達学と神経加齢学　　本体4500円
9. **ロボットと共生する社会脳** 神経社会ロボット学　　本体4600円

＊表示価格は消費税を含みません。